超声检查规范化报告

名誉主编　张　运

主　　编　田家玮　姜玉新

副主编　唐　杰　王金锐　华　扬　何　文　冉海涛

编　　委（以姓氏笔画为序）

丁　红	王锡斌	王金锐	冉海涛	田家玮
朱　红	华　扬	那　辉	孙立涛	苏雁欣
杜国庆	李　晶	李艳秋	李春光	李栋军
李国霖	李建初	杨志伟	杨秀华	杨文利
吴明君	吴长君	何　文	冷晓萍	沈景霞
张艳华	张春梅	陈　明	武金玉	金　红
郑大伟	郎黎明	贾丽媛	宫丽华	姜玉新
姜晓龙	姜双全	殷哲煜	唐　杰	隋慧珍
董晓秋	程　文	薛　莉	薛志艳	

U0391764

人民卫生

图书在版编目（CIP）数据

超声检查规范化报告 / 田家玮，姜玉新主编. —北京：人民卫生出版社，2014

　ISBN 978-7-117-20078-3

　Ⅰ. ①超… 　Ⅱ. ①田…②姜… 　Ⅲ. ①超声波诊断－报告－书写规则 　Ⅳ. ①R445.1

中国版本图书馆 CIP 数据核字（2014）第 282494 号

人卫社官网　**www.pmph.com**　出版物查询，在线购书
人卫医学网　**www.ipmph.com**　医学考试辅导，医学数据库服务，医学教育资源，大众健康资讯

超声检查规范化报告

主　　编：田家玮　姜玉新
出版发行：人民卫生出版社（中继线 010-59780011）
地　　址：北京市朝阳区潘家园南里 19 号
邮　　编：100021
E - mail：pmph @ pmph.com
购书热线：010-59787592　010-59787584　010-65264830
印　　刷：保定市中画美凯印刷有限公司
经　　销：新华书店
开　　本：787×1092　1/32　印张：9
字　　数：187 千字
版　　次：2015 年 1 月第 1 版　2024 年 3 月第 1 版第 17 次印刷
标准书号：ISBN 978-7-117-20078-3/R·20079
定　　价：32.00 元

前　　言

　　《超声检查规范化报告》经过数十位专家的调研、论证，以及反复修改审议，终于和大家见面了！

　　编写《超声检查规范化报告》的动因是了解到黑龙江省内不同地区、不同级别医院的超声报告单编制或书写各不相同、不规范。多数单位，尤其是基层医院报告单书写编制过于简单，不能满足临床医生的需要，甚至影响临床诊疗工作；由于各医院编制的项目、使用的表述和指标的差异，还会影响医院之间诊断结果的相互参考，自然也会影响超声医学在黑龙江省的发展。鉴于此，黑龙江省超声质控中心，以及省超声医学工程学会、省医学会超声专委会、省医师协会超声专委会三个省级学会组织、学会领导和专家（常委以上技术骨干），查阅文献和指南并结合各医院报告单特点和个人工作经验，认真撰写、反复修改讨论，广泛征求黑龙江省内各地超声专家、不同医院医生的反馈意见，几经讨论、几易其稿，编制了《黑龙江省规范化超声报告单》试用版，于 2012 年 12 月在省内开始试用。经过省内试用一年余，普遍反馈评价甚高，均感到对超声诊断工作水平和效率的提高颇有益处。由于有了以上的工作基础，遂生一念，邀请国内超声界著名专家参加编写和修改，将其推向全国，使更多同行得以分享。经过近一年余的再次修订、讨论、部分章节甚至重新编写,方推出本书。这是一项新的尝试,肯定存在许多不足和谬误之处,恳请各位同行给予批评指正!

　　需要加以说明的是,本书对疾病的书写描述基本是按三级甲等医院的要求编写,各级医院的超声同行可在使用时作适当删减,但常见疾病的超声所见和诊断意见笔者建议遵循本规范,这样可提醒您不遗漏切面、不遗忘内容。虽然书中有些描述习惯和测值方法、单位等可能达不到全国统一、共识,但希望能够为您日常超声检查和介入治疗提供重要的参考和借鉴,这也是本书出版的目的之一。

　　希望《超声检查规范化报告》能成为超声工作者完成日常医疗工作的好帮手,能为提高我国超声诊疗质量及诊断水平、促进超声事业发展起到积极作用。

田家玮　姜玉新

2014 年 10 月

目　　录

第一章
头颈胸部浅表器官

第一节　眼　　部

【正常眼】

超声所见：

眼球轴长：右眼＿＿＿mm，左眼＿＿＿mm。

二维超声：双眼球结构对称，所见范围眼球及眼眶内未探及异常回声。

CDFI：双眼球内、眶内未探及异常血流信号。

超声提示：（此类患者不做特殊诊断）

【玻璃体混浊】

超声所见：

二维超声：（右／左／双眼）前部／赤道部／后极部玻璃体内可探及（少量／大量）弱点状和（或）条状回声（以病变与玻璃体之间所占比例估算病变为少量或大量，即眼球轴位切面病变所占面积不超过玻璃体面积的 1/3 为少量，大于 1/2 玻璃体面积为大量，如果病变的数量可以计数则为偶见），与＿＿＿部位（如周边部、赤道部、后极部、黄斑区、视盘）紧密相连或不与球壁回声相连，运动试验（＋），后运动试验（＋）。

CDFI：玻璃体内异常回声上未探及血流信号。

超声提示：（右／左／双眼）玻璃体内异常回声，结合临床玻璃体混浊可能性大。

【不完全性玻璃体后脱离】

超声所见：

二维超声：（右／左／双眼）前部／赤道部／后极部玻璃体内可探及光滑、连续条带状弱回声，与＿＿＿部位（如周边部、赤道部、后极部、黄斑区、视盘）球壁回声相连，运动试验（+），后运动试验（+/-）。

CDFI：玻璃体内条带状弱回声上未探及血流信号。

超声提示：（右／左／双）眼玻璃体内异常回声，考虑不完全性玻璃体后脱离可能性大。

【完全性玻璃体后脱离】

超声所见：

二维超声：（右／左／双眼）前部／赤道部／后极部玻璃体内可探及光滑、连续条带状弱回声，不与后极部球壁回声相连，为自眼球一侧向另一侧推进的波浪状运动，（部分病例可见）条带状弱回声中央局限增强呈类椭圆形。

CDFI：玻璃体内条带状弱回声上未探及血流信号。

超声提示：（右／左／双眼）眼玻璃体内异常回声，结合临床考虑完全性玻璃体后脱离可能性大。

【玻璃体积血】

超声所见：

二维超声：（右／左／双眼）前部／赤道部／后极部玻璃体内可探及（少量／大量）均匀弱点状回声（以病变与玻璃体之间所占比例估算病变为少量或大量，即眼球轴位切面病变所占面积不超过玻璃体面积的 1/3 为少量,大于 1/2 玻璃体面积为大量,如果病变的数量可以计数则为偶见),与____部位(如周边部、赤道部、后极部、黄斑区、视盘)紧密相连或不与球壁回声相连,运动试验(+),后运动试验(+)。

CDFI:玻璃体内弱点状回声其上未探及血流信号。

超声提示:(右 / 左 / 双)眼球内异常回声,结合临床考虑玻璃体积血可能性大。

【玻璃体变性】
超声所见:

二维超声:(右 / 左 / 双)眼玻璃体内可探及(少量 / 大量)回声均匀的中强点状回声(以病变与玻璃体之间所占比例估算病变为少量或大量,即眼球轴位切面病变所占面积不超过玻璃体面积的 1/3 为少量,大于 1/2 玻璃体面积为大量,如果病变的数量可以计数则为偶见),与周边球壁回声之间界限清晰,运动试验为围绕病变原位的小范围移动。

CDFI:玻璃体内点状回声上未探及血流信号。

超声提示:(右 / 左 / 双)眼球内异常回声,结合临床考虑玻璃体变性可能性大。

【永存玻璃体动脉】
超声所见:

二维超声:(右 / 左 / 双)眼中轴玻璃体内可探及条带状弱回声,两端分别与视盘和晶状体回声相连(或仅在视盘前、晶状体后、玻璃体中央可见),运动试验(−)。

CDFI:玻璃体内条带状弱回声,其上可见与视网膜中央动脉、静脉相延续的血流信号(如为部分性残留,即仅在晶状体后、视盘前、玻璃体中央的条带状弱回声,其上可无血流信号），脉冲多普勒为动脉与静脉伴行的血流频谱。

超声提示：（右／左／双）眼球内异常回声，结合临床考虑永存玻璃体动脉可能性大。

【原始永存玻璃体增生症】

超声所见：

二维超声：（右／左／双）眼玻璃体内可探及条带状中强回声，一端与视盘回声相连，另一端与晶体后及周边球壁回声相连（或一端与视盘回声相连，另一端向视盘颞／鼻侧球壁回声相连），带状回声表面欠光滑。运动试验（－）。

CDFI：玻璃体内条带状中强回声上可探及与视网膜中央动脉、静脉相延续的红－蓝相间的血流信号，脉冲多普勒为动脉与静脉伴行的血流频谱。

超声提示：（右／左／双）眼玻璃体内异常回声，结合临床考虑原始永存玻璃体增生症可能性大。

【视网膜脱离（不完全性视网膜脱离）】

超声所见：

二维超声：（右／左／双）眼自＿＿＿点到＿＿＿点方位玻璃体内可见带状中强回声，一端与视盘回声相连，另一端与周边部球壁回声相连。运动试验（＋），为以带状回声为中心的钟摆状小范围移动，后运动试验（＋／－）。后极部球壁回声较（正常／对侧眼）增厚。

CDFI：玻璃体内带状回声上可见与视网膜中央动脉、静脉相延续的血流信号，脉冲多普勒为动脉与静脉伴行的血流频谱。

超声提示：（右／左／双眼）玻璃体内异常回声，结合临床不完全性视网膜脱离可能性大。

【视网膜脱离（完全性视网膜脱离）】

超声所见：

二维超声：（右/左/双）眼轴位切面全周玻璃体内均可探及类"V"字形带状中强回声，"V"字形的尖端与视盘回声相连，边缘与周边球壁回声相连。自____点到____点的带状回声局限缺如，断端游离（如果可以准确观察的视网膜裂孔就加上这一句）。"V"字形带状回声运动试验（+），为以带状回声为中心的钟摆状小范围移动，后运动试验（−）。

CDFI："V"字形带状回声上可探及与视网膜中央动脉、静脉相延续的红-蓝相间的血流信号，脉冲多普勒为动脉与静脉伴行的血流频谱。

超声提示：（右/左/双）眼玻璃体内异常回声，结合临床考虑完全性视网膜脱离（裂孔源性视网膜脱离）可能性大。

【视网膜脱离（牵拉性视网膜脱离）】

超声所见：

二维超声：（右/左/双）眼玻璃体内可探及点条状回声，动度（+），与____侧球壁回声相连，并牵拉球壁回声隆起，形成间隙或形成类"X"形回声，CDFI其上可探及血流信号，脉冲多普勒为动脉与静脉伴行的血流频谱。

超声提示：（右/左/双）眼玻璃体异常回声，结合临床考虑玻璃体混浊机化牵拉性视网膜脱离可能性大。

【早产儿视网膜病变】

（本病的诊断请务必结合患者病史：不足月分娩、出生时低体重、有吸氧史。）

超声所见：

二维超声：双眼轴位切面玻璃体内均可探及类"倒三角"

形条带状回声，一端紧密包绕晶状体后并与周边球壁回声相连，另一端向后与视盘回声相连，运动试验（－）。

CDFI：玻璃体内带状回声上可探及与视网膜中央动脉、静脉相延续的红-蓝相间的血流信号，脉冲多普勒为动脉与静脉伴行的血流频谱。

超声提示：双眼玻璃体内异常回声，结合临床考虑早产儿视网膜病变可能性大。

【外层渗出性视网膜病变（Coats病）】

超声所见：

二维超声：（右／左／双）眼玻璃体内可探及类"V"字形带状回声，一端与视盘回声相连，另一端与（赤道部／周边部）球壁回声相连，运动试验（＋/－），后运动试验（－）。带状回声下可见均匀中强点状回声，不与球壁及带状回声相连，有自运动现象，即"落雪征"阳性。

CDFI：带状回声上可探及与视网膜中央动脉、静脉相延续的红-蓝相间的血流信号，脉冲多普勒为动脉与静脉伴行的血流频谱。

超声提示：（右／左／双）眼玻璃体内异常回声，结合临床考虑为继发性视网膜脱离，视网膜下异常回声，考虑为Coats病可能性大。

【视网膜母细胞瘤】

超声所见：

二维超声：（右／左／双）眼玻璃体内视盘（鼻／颞）侧（后极部／赤道部／周边部）可探及（球形／不规则形）实性病变（大小＿＿＿mm，请测量病变的最大基底径线和其对应的病变高度以及与最大基底径线相垂直的切面的病变基底大小及高度），边界清晰，内回声不均匀，以中低回声为主，其内可探及不规则形斑块状强回声，其后可见声影，病变累及（或未累及）视盘颞侧的黄斑区。

CDFI：玻璃体内病变中可探及与视网膜中央动脉、静脉相延续的红 - 蓝相间的血流信号，呈树枝状分布在病变中，脉冲多普勒为动脉与静脉伴行的血流频谱。

超声提示：（右 / 左 / 双）眼球内实性占位病变，结合临床考虑视网膜母细胞瘤可能性大。

【脉络膜脱离】

超声所见：

二维超声：（右 / 左 / 双）眼轴位切面探查 360°全周或部分玻璃体内可探及带状或凸向玻璃体内的弧形中强带状回声，一端与周边部相连，另一端与赤道部或后极部球壁相连，但不与视盘回声相连，类冠状切面检查可探及类花瓣状弧形带状中强回声，运动试验（-），其下方为无回声区。

CDFI：玻璃体内带状回声上可探及丰富的血流信号，不与视网膜中央动脉相延续，脉冲多普勒为与睫状后动脉相同的动脉型血流频谱。

超声提示：（右 / 左 / 双）眼玻璃体内异常回声，结合临床考虑脉络膜脱离可能性大。

【脉络膜上腔积血】

超声所见：

二维超声：（右 / 左 / 双）眼轴位切面探查 360°全周或部分玻璃体内可探及带状或凸向玻璃体内的弧形中强带状回声，一端与周边部相连，另一端与赤道部或后极部球壁相连，但不与视盘回声相连，类冠状切面检查可探及类花瓣状弧形带状中强回声,运动试验(-),其下方可探及致密点状回声,运动试验(-)。

CDFI:玻璃体内带状回声上可探及丰富的血流信号,不与视网膜中央动脉相延续,脉冲多普勒为与睫状后动脉相同的动脉型血流频谱,带状回声与球壁间的点状回声内未探及血流信号。

超声提示:(右 / 左 / 双)眼玻璃体异常回声,结合临床考虑脉络膜脱离、脉络膜上腔积血可能性大。

【脉络膜血管瘤】

超声所见:

二维超声:(右 / 左 / 双)眼玻璃体内视盘(鼻侧 / 颞侧 / 上方 / 下方)侧后极部可探及半球形实性病变(大小____mm,请测量病变的最大基底径线和其对应的病变高度以及与最大基底径线相垂直的切面的病变基底大小及高度),边界清晰,内回声均匀,为中强回声,未探及"挖空征"及脉络膜凹陷,病变累及(或未累及)黄斑区。(如继发视网膜脱离可参考视网膜脱离诊断)

CDFI:玻璃体内病变中可探及丰富的血流信号,以基底部血流信号显著,脉冲多普勒为动脉型血流频谱。(如果继发视网膜脱离时可参考视网膜脱离描述)

超声提示:(右 / 左 / 双)眼球内实性占位病变,结合临床考虑脉络膜血管瘤可能性大。

【脉络膜黑色素瘤】

超声所见:

二维超声:(右 / 左 / 双)眼玻璃体内视盘(鼻侧 / 颞侧 / 上方 / 下方)侧(后极部 / 赤道部 / 周边部)可探及(蕈状 / 半

球形 / 不规则形)隆起实性病变(大小＿＿mm,请测量病变的最大基底径线和其对应的病变高度以及与最大基底径线相垂直的切面的病变基底大小及高度),边界清晰,内回声不均匀,为中低回声,病变的前界回声强,后界回声弱,"挖空征"(+),脉络膜凹陷(+/−),病变累及(或未累及)黄斑区。(如果继发视网膜脱离时可参考视网膜脱离诊断)

CDFI:玻璃体内病变中可探及较丰富的血流信号,呈树枝状分布在病变中,脉冲多普勒为动脉型血流频谱。

超声提示:(右 / 左 / 双)眼球内实性占位病变,结合临床考虑脉络膜黑色素瘤可能性大。

【脉络膜转移癌】

超声所见:

二维超声:(右 / 左 / 双)眼玻璃体内视盘(鼻侧 / 颞侧 / 上方 / 下方)侧(后极部 / 赤道部 / 周边部)可探及扁平隆起不规则形实性病变(大小＿＿mm,请测量病变的最大基底径线和其对应的病变高度以及与最大基底径线相垂直的切面的病变基底大小及高度),边界清晰,内回声均匀,为中低回声,病变表面不光滑,呈波浪状或可见切迹。(如果继发视网膜脱离时可参考视网膜脱离诊断)

CDFI:病变内可探及血流信号,脉冲多普勒为动脉型血流频谱。

超声提示:(右 / 左 / 双)眼球内实性占位病变,结合临床脉络膜转移癌可能性大。

【脉络膜骨瘤】

超声所见:

二维超声:(右 / 左 / 双)眼视盘(鼻侧 / 颞侧 / 上方 / 下

方)后极部球壁可探及强回声病变(大小＿＿＿mm,请测量病变的最大基底径线及其对应的病变高度以及与最大基底径线相垂直的切面的病变基底大小及高度),边界清晰,内回声均匀,声影(+),病变内回声不随增益值降低而显著减低,始终为球内最强回声。

CDFI:球壁病变内未探及血流信号。

超声提示:(右 / 左 / 双)眼球壁实性占位病变,结合临床考虑脉络膜骨瘤可能性大。

【视盘黑色素细胞瘤】
超声所见:

二维超声:(右 / 左 / 双)眼视盘前可探及"帽状"实性病变(大小＿＿＿mm,请测量病变的最大基底径线及其对应的病变高度以及与最大基底径线相垂直的切面的病变基底大小及高度),与视神经紧密相连,边界清晰,内回声均匀,为强回声。部分病例可在病变的基底部观察到声衰减。

CDFI:病变内未探及或可探及血流信号。

超声提示:(右 / 左 / 双)眼视盘实性占位病变,结合临床考虑视盘黑色素细胞瘤可能性大。

【眼内异物】
超声所见:

二维超声:(右 / 左 / 双)眼玻璃体内或视盘(鼻侧 / 颞侧 / 上方 / 下方)球壁前可探及不规则形强回声,与球壁回声紧密相连(或者距离球壁＿＿＿mm),声影(+),尾影(+),其回声不随增益的降低而减低。

CDFI:玻璃体内不规则形强回声上未探及血流信号。

超声提示：(右／左／双)眼玻璃体内异常回声,结合临床考虑眼内异物。

【后巩膜炎】

超声所见：

二维超声：(右／左／双)眼后极部球壁回声显著增厚,球壁与眶组织之间可探及带状低回声区,与视神经相连,共同形成"T"字形低回声区,即"T"形征(+)。如果患者同时合并玻璃体混浊、视网膜脱离、脉络膜脱离等,请参考相关的诊断描述。

CDFI：增厚的球壁回声上的血流信号较正常及对侧眼血流信号丰富。

超声提示：(右／左／双)眼球壁异常回声,结合临床考虑炎性可能性大。

【眶静脉曲张】

超声所见：

二维超声：(右／左／双)眼仰卧位检查球内、眶内未探及异常回声,俯卧位检查眶内视神经(鼻侧／颞侧／上方／下方)可探及类圆形或不规则形病变(大小＿＿＿mm,请测量病变的最大直径和其对应的病变高度以及与最大直径相垂直的切面的病变直径及高度),边界清晰,内回声均匀,为低回声。病变有压缩性,Valsalva试验(+)。

CDFI：眶内病变内可探及较丰富的血流信号,脉冲多普勒为静脉型血流频谱。

超声提示：(右／左／双)眼眶内血管异常回声,结合临床眶血管畸形,眶静脉曲张可能性大。

【眼上静脉扩张】

超声所见：

二维超声：(右 / 左 / 双)眼眶内视神经上方可探及圆形或管腔样病变，直径约＿＿＿mm，边界清晰，内回声均匀，为低回声。

CDFI：眶内病变内可探及丰富的"五彩"血流信号，脉冲多普勒为动脉化的静脉型血流频谱，伴有血管杂音。

超声提示：(右 / 左 / 双)眼眶内血管异常回声，结合临床考虑为眼上静脉扩张(颈动脉海绵窦瘘所致可能性大)。

【甲状腺相关眼眶病】

超声所见：

二维超声：(右 / 左 / 双)眼上 / 下 / 内 / 外直肌回声较正常增厚，内回声减低。双侧泪腺大小对称，内回声均匀。

CDFI：各条直肌内未探及异常血流信号。

双眼各眼外肌厚度测量结果如下：

眼外肌	右眼厚度（mm）	左眼厚度（mm）	正常值（mm）
下直肌			4.2～5.2
外直肌			4.3～5.1
上直肌			3.8～4.5
内直肌			3.6～4.5

超声提示：(右 / 左 / 双)眼眶内异常回声，结合临床考虑眼外肌增厚(肌肉直径大于正常值或四条直肌厚度之和大于18mm 时诊断)。

【海绵状血管瘤】

超声所见：

二维超声：(右 / 左 / 双)眼眶肌锥内视神经(鼻侧 / 颞侧 / 上方 / 下方)可探及类圆形或类椭圆形实性病变(大小____mm，请测量病变的最大直径和其对应的病变高度以及与最大直径相垂直的切面的病变直径及高度)，边界清晰，边缘光滑，内回声均匀，为中强回声，病变与视神经紧密相连或不与视神经相连，压缩性(+)。

CDFI：病变内未探及血流信号(或可探及点状的血流信号)，病变边缘可探及较丰富的血流信号。

超声提示：(右 / 左 / 双)眼眶内实性占位病变，结合临床考虑海绵状血管瘤可能性大。

【神经鞘瘤】

超声所见：

二维超声：(右 / 左 / 双)眼眶内视神经(鼻侧 / 颞侧 / 上方 / 下方)肌锥内或肌锥外可探及圆形 / 椭圆形 / 不规则形实性病变(大小____mm，请测量病变的最大直径和其对应的病变高度以及与最大直径相垂直的切面的病变直径及高度)，边界清晰，内回声均匀，为中等回声，或不均匀，其内可探及多个不规则形低回声区，病变与视神经紧密相连，压缩性(−)。

CDFI：眶内病变内可探及血流信号，不均匀分布于病变内。

超声提示：(右 / 左 / 双)眼眶内实性占位病变，结合临床考虑神经鞘瘤可能性大。

【泪腺炎】

超声所见:

二维超声:(右/左/双)眼泪腺较正常增大(大小___mm,请测量病变的最大直径和其对应的病变高度以及与最大直径相垂直的切面的病变直径及高度),边界欠清晰,内回声均匀,但较正常减低,部分病变呈多囊腔样改变。

CDFI:眶内病变内及病变周边血流信号较正常丰富。

超声提示:(右/左/双)眼泪腺异常回声,结合临床泪腺炎可能性大。

【泪腺良性多形性腺瘤】

超声所见:

二维超声:(右/左/双)眼颞上方前部眶内可探及类圆形或椭圆形实性病变(大小___mm,请测量病变的最大直径和其对应的病变高度以及与最大直径相垂直的切面的病变直径及高度),边界清晰,内回声均匀,为中低回声,压缩性(-),病变压迫(或未压迫)球壁,回声向球内局限凸起。

CDFI:眶内病变内可探及较丰富的血流信号,不均匀分布于病变内,血流频谱为动脉型血流频谱。

超声提示:(右/左/双)眼眶内实性占位病变,结合临床泪腺良性多形性腺瘤可能性大。

第二节　颈部淋巴结

【正常淋巴结】

超声所见:

左/右侧颈部(Ⅰ、Ⅱ、Ⅲ、Ⅳ、Ⅴ、Ⅵ、Ⅶ)区内可探及一枚或多枚淋巴结,呈长条状/卵圆形,大小:____cm×____cm,厚径____cm,表面光滑,包膜清晰,呈高回声,淋巴门结构清晰。

CDFI:淋巴结内可见星点状/条状血流信号,V_{max}=____cm/s,RI=____。

超声提示: 颈部淋巴结未见明显异常。

【淋巴结良性反应增生性疾病】

超声所见:

左/右侧颈部(Ⅰ、Ⅱ、Ⅲ、Ⅳ、Ⅴ、Ⅵ、Ⅶ)区内可探及一枚/多枚淋巴结,呈长椭圆形或类圆形,大小:____cm×____cm,厚径____cm,纵横比(L/T)>2,包膜光整,淋巴门清晰/不清晰,呈狭窄型/边缘型。

CDFI:淋巴结血流分布形式为淋巴门型,V_{max}=____cm/s,RI=____。

超声提示: 双/左/右侧颈部单发/多发淋巴结肿大,考虑淋巴结良性反应增生性可能性大。

【结核性淋巴结炎】

超声所见:

左/右/双侧颈部(Ⅰ、Ⅱ、Ⅲ、Ⅳ、Ⅴ、Ⅵ、Ⅶ)区内可探及一枚/多枚淋巴结,大小:____cm×____cm,厚径____cm,L/T>或<2,呈卵圆形或类圆形,呈串珠状排列/不规则/融合团块状,包膜不光整/包膜回声增强,为较厚包膜,淋巴门清晰/不清晰,实质内可见无回声区/强回声斑块/强回声团,后方伴/不伴声影,淋巴门呈狭窄/宽阔/缺失型。

CDFI：淋巴结血流分布形式为边缘型 / 淋巴门型，$V_{max}=$ ____cm/s，RI=____。

超声提示： *左 / 右 / 双侧颈部单发 / 多发异常淋巴结肿大，考虑结核性淋巴结炎可能性大。*

【恶性淋巴结肿大】

超声所见：

左 / 右 / 双侧颈部（Ⅰ、Ⅱ、Ⅲ、Ⅳ、Ⅴ、Ⅵ、Ⅶ）区可见一枚 / 多枚肿大淋巴结，大小____cm×____cm，厚径____cm，L/T＜2，呈圆形 / 不规则 / 融合团块状，淋巴门不清晰 / 欠清晰，实质内可见散在的无回声区 / 点状强回声，淋巴门呈缺失型 / 狭窄型，淋巴结与周围组织界限模糊不清 / 欠清晰 / 清晰，周围血管受压 / 抬高 / 移位。

CDFI：淋巴门血流分布形式为边缘型 / 中央型 / 混合型，血流信号丰富，频谱显示为动脉、静脉，$V_{max}=$ ____cm/s，RI=____。

超声提示： *左 / 右 / 双侧多发异常淋巴结肿大，考虑恶性淋巴结肿大可能性大。*

【淋巴瘤】

超声所见：

左 / 右 / 双侧颈部（Ⅰ、Ⅱ、Ⅲ、Ⅳ、Ⅴ、Ⅵ、Ⅶ）区可见一枚 / 多枚淋巴结，呈渐进性无痛性增大，大小____cm×____cm，厚径____cm，L/T＜2，呈圆形 / 不规则 / 融合团块状，实质呈低回声，内可见点状 / 条索状强回声，淋巴门呈缺失型或狭窄型，淋巴结与周围组织界限模糊不清 / 欠清晰 / 清晰。

CDFI：淋巴结血流分布形式为边缘型 / 中央型 / 混合

型,血流信号丰富,频谱显示为动、静脉,$V_{max} = \underline{\quad\quad}$cm/s,RI$= \underline{\quad\quad}$。

超声提示:左/右/双侧颈部多发异常淋巴结肿大,考虑淋巴瘤可能性大。

【淋巴结转移癌】

超声所见:

左/右/双侧颈部(Ⅰ、Ⅱ、Ⅲ、Ⅳ、Ⅴ、Ⅵ、Ⅶ)区可见一枚/多枚淋巴结,呈圆形/类圆形/分叶状,大小$\underline{\quad\quad}$cm×$\underline{\quad\quad}$cm,厚径$\underline{\quad\quad}$cm,L/T<2,包膜不光整,与周围组织界限不清晰,实质不规则,局限性增厚,内部回声不均匀,边缘可见细小/点状强回声,淋巴门呈缺失型。

CDFI:淋巴结血管模式:血管移位/血管迷行/局灶性无灌注/边缘血管。频谱显示为动脉、静脉,$V_{max} = \underline{\quad\quad}$cm/s,RI$= \underline{\quad\quad}$。

超声提示:左/右/双侧颈部多发异常淋巴结肿大,考虑淋巴结转移癌可能。

【恶性淋巴结治疗有效果的判定】

治疗后2~3周,在颈部可见原有肿大的淋巴结各径线缩小,以T值明显,L/T≥2,呈椭圆形,实质呈低回声,较治疗前增强,淋巴门清晰,淋巴门呈中央型,近似良性反应增生性淋巴结声像图。

CDFI:淋巴结血流分布形式为淋巴门型,血流信号较前减少。

超声提示:恶性淋巴结治疗后所见,较治疗前有明显好转/变化不大。

第三节 甲 状 腺

【正常甲状腺】

超声所见：

甲状腺左侧叶____cm×____cm×____cm

右侧叶____cm×____cm×____cm

峡部____cm

甲状腺各径线正常，被膜连续，内部回声均匀，未探及孤立性结节/团块。

CDFI：甲状腺内血流分布正常，甲状腺上动脉 V_{max} = ____cm/s，RI=____。

超声提示：甲状腺未见明显异常。

【异位甲状腺】

超声所见：

甲状腺区未探及甲状腺声像/甲状腺区探及甲状腺组织，大小____cm×____cm×____cm，于/另于颈前区舌根部/甲状软骨旁可见一形态欠规则的低/等/稍高回声团块，大小____cm×____cm×____cm，被膜连续，内部回声均匀，与甲状腺回声类似。

CDFI：团块内血流分布同正常甲状腺。

超声提示：颈前区舌根部/甲状软骨旁实性团块，考虑异位甲状腺可能性大。

【弥漫性毒性甲状腺肿】

超声所见：

甲状腺体积弥漫性/不均匀增大，被膜欠光滑，实质回声弥漫减低/实质回声局限性不规则斑片状减低。

　　CDFI：甲状腺内血流十分丰富，呈"火海征"/树枝状/短棒状，甲状腺上动脉内径增宽，部分走行迂曲，甲状腺上动脉可探及高速血流频谱，$V_{max}=$____cm/s，RI=____。

　　超声提示：甲状腺增大伴弥漫性病变，考虑毒性甲状腺肿可能性大。

【甲状腺功能减退】

超声所见：

　　甲状腺体积正常/稍大/稍小/减小，被膜连续/不光滑，内部回声减低/不均匀/欠均匀，未探及孤立性结节/团块。

　　CDFI：甲状腺内血流分布正常/稍多/稍少/减少。甲状腺上动脉 $V_{max}=$____cm/s，RI=____。

　　超声提示：甲状腺弥漫性病变，甲状腺功能减退可能性大，请结合甲状腺功能检查。

【亚急性甲状腺炎】

超声所见：

　　甲状腺体积正常/轻度增大，被膜连续/连续欠佳，于左侧叶/右侧叶的上极/中极/下极可见一片状低回声区，范围为____cm×____cm，边界欠清晰，形态不规则，内部回声不均匀，局部甲状腺边界不清晰，与颈前肌分界不清，探头加压有压痛。

　　CDFI：甲状腺低回声区内血流稍多/正常，甲状腺上动脉 $V_{max}=$____cm/s，RI=____。

　　超声提示：甲状腺内片状低回声区，考虑亚急性甲状腺炎可能性大。

【桥本甲状腺炎（慢性淋巴细胞性甲状腺炎）】

超声所见：

甲状腺体积增大 / 稍大 / 正常，以峡部增厚为著，内部回声弥漫性 / 局限性增粗，分布不均匀，可见多发条索状高回声，呈"网格样"分布。

CDFI：甲状腺内血流丰富 / 增多 / 正常 / 减少。

超声提示：甲状腺弥漫性病变伴条索样改变，考虑桥本甲状腺炎可能性大。

【甲状腺囊肿】

超声所见：

甲状腺内可见一个或多个圆形 / 椭圆形无回声区 / 团块，大小＿＿＿cm×＿＿＿cm×＿＿＿cm，边界清晰，形态规则，包膜完整，内部透声良，后方回声增强。

CDFI：无回声区 / 团块内未探及血流信号。

超声提示：甲状腺囊性病变，考虑甲状腺囊肿。

【甲状腺囊肿伴出血】

超声所见：

甲状腺内可见一个圆形 / 椭圆形无回声 / 混合回声团块，大小＿＿＿cm×＿＿＿cm×＿＿＿cm，边界清晰，形态规则，包膜完整，团块内可见密集细小点状 / 斑片状 / 絮状回声，以无回声区为主，后方回声增强。

CDFI：团块内未探及血流信号。

超声提示：甲状腺囊性为主团块，考虑甲状腺囊肿伴出血可能性大。

【甲状腺腺瘤】

超声所见：

甲状腺左 / 右侧叶内可见一椭圆形 / 圆形低回声 / 等回

声 / 高回声结节 / 团块,大小____cm×____cm×____cm,边界清晰,形态规则 / 欠规则,有 / 无完整包膜,周边可见 / 未见晕环,内部回声均匀 / 欠均匀,结节周边甲状腺组织回声正常。

CDFI:结节 / 团块内可探及较丰富 / 稍多的血流信号,呈条状 / 树枝状 / 抱球状。

超声提示:甲状腺左 / 右侧叶单发实性团块 / 结节,考虑甲状腺腺瘤。

【甲状腺腺瘤囊性变 / 出血】

超声所见:

甲状腺左侧叶 / 右侧叶内可见一椭圆形 / 圆形低回声 / 等回声 / 高回声结节 / 团块,大小____cm×____cm×____cm,L/T>1,边界清晰,形态规则 / 欠规则,有 / 无完整包膜,周边可见 / 未见晕环,内部回声不均匀,结节 / 团块内可见小片状无回声区 / 不规则无回声区,伴 / 不伴分隔,无回声区内透声差,见密集细小点状 / 斑片状 / 絮状回声,后方回声增强。

CDFI:团块实性部分及周边可探及较丰富 / 稍多的血流信号。

超声提示:甲状腺左侧叶 / 右侧叶混合性团块,考虑甲状腺腺瘤囊性变 / 出血可能性大。

【结节性甲状腺肿】

超声所见:

甲状腺大小正常 / 不对称性 / 对称性增大,实质回声粗糙 / 增强,均匀 / 不均匀,左 / 右叶 / 峡部内布满多个大小不等的低回声 / 等回声 / 高回声 / 混合性回声结节 / 团块,最大者____cm×____cm×____cm,最小者____cm×____cm×____cm,

L/T>1 或 <1，团块边界清晰，形态呈圆形 / 椭圆形 / 不规则形，有 / 无完整包膜，周边可见 / 未见晕环，内部回声不均匀 / 欠均匀，内部可见弧形 / 粗大钙化斑，后方伴 / 不伴声影。

CDFI：团块 / 结节内 / 周边血流增多 / 减少 / 无。

超声提示：甲状腺多发实性 / 囊性 / 混合性结节 / 团块，考虑多发性结节性甲状腺肿可能。

【甲状腺癌】

超声所见：

甲状腺左 / 右侧叶内可见一个 / 多个低回声 / 等回声 / 高回声 / 混合性回声结节 / 团块，大小＿＿＿cm×＿＿＿cm×＿＿＿cm，L/T＞1，边界清晰 / 模糊，形态规则 / 不规则，边缘呈分叶 / 成角 / 毛刺状，周边可见 / 未见晕环，内部回声均匀 / 不均匀，可见 / 未见散在多发点状强回声，似"沙砾状"/"针尖状"，团块后方回声衰减 / 无明显变化。

CDFI：结节 / 团块内及周边可见较丰富 / 稍多 / 较少 / 无的血流信号。可 / 未探及动脉血流频谱，V_{max}＝＿＿＿cm/s，RI＝＿＿＿。

超声提示：甲状腺实性占位，考虑甲状腺癌可能性大。

第四节 甲状旁腺

【正常甲状旁腺】

超声所见：

双侧甲状旁腺区域未见明显增大的甲状旁腺组织回声。

超声提示：双侧甲状旁腺区域未见明显异常。

【甲状旁腺增生】

超声所见：

在甲状腺左/右侧叶背面约中 1/3 处/后缘下部、甲状腺下极处可探及一个或两个低回声结节/团块，大小____cm×____cm×____cm，呈圆形/椭圆形/梭形/扁平形，边界清晰，与甲状腺之间可见高回声包膜，内部回声均匀/不均匀，内可见等回声结节/无回声/散在分布的点状强回声，低回声结节/团块随吞咽动作上下移动。

CDFI：低回声结节内可/未探及血流信号，V_{max} =____cm/s，RI =____。

超声提示：甲状腺背侧实性结节/团块，考虑甲状旁腺弥漫性/结节性增生可能性大。

【甲状旁腺腺瘤】

超声所见：

在甲状腺左/右侧叶背面约中 1/3 处/后缘下部、甲状腺下极处可探及____个低回声结节/团块，大小____cm×____cm×____cm，呈卵圆形/分叶状/不规则状，边界清晰，与甲状腺之间可见包膜，呈菲薄的高回声，内部回声均匀/不均匀，较大的低回声结节/团块内可见斑片状无回声/条索状高回声，加压后可见结节/团块显示更清晰，随吞咽动作上下移动。

CDFI：结节/团块内部及周边可见丰富的血流信号，周边可见一较粗大的线状血流沿边缘呈树枝状分布并进入结节内，频谱显示为动、静脉，V_{max} =____cm/s，RI =____，甲状腺上动脉 V_{max} =____cm/s，RI =____，甲状腺下动脉 V_{max} =____cm/s，RI =____。

超声提示：甲状腺背侧实性结节／团块，考虑甲状旁腺腺瘤可能性大。

【甲状旁腺囊肿】

超声所见：

在甲状腺左／右侧叶背面约中 1/3 处／后缘下部、甲状腺下极处可探及＿＿个无回声区，大小＿＿cm×＿＿cm×＿＿cm，呈椭圆形，内部透声良好／欠佳，后方回声增强，有较薄的包膜，边界清晰，与甲状腺间有高回声分隔，随吞咽动作上下移动，向两侧活动度大于上下活动度。

CDFI：无回声区内未探及血流信号。

超声提示：甲状腺背侧囊性病变，考虑甲状旁腺囊肿可能性大。

【甲状旁腺癌】

超声所见：

在甲状腺左／右侧叶背面约中 1/3 处／后缘下部、甲状腺下极处可探及一较大的低回声／混合性回声结节／团块，大小＿＿cm×＿＿cm×＿＿cm，形态不规则，呈分叶状／圆形／椭圆形，L/T＞或＜1，内部回声不均匀，中央可见不规则形无回声区／块状强回声，后方可见／未见声衰减，结节／团块边界不清晰，与周围肌肉及血管界限模糊，不随吞咽动作上下移动。

CDFI：结节／团块内可见点线状血流信号／丰富血流信号，似"火海征"，频谱显示为动、静脉，V_{max}＝＿＿cm/s，RI＝＿＿。

超声提示：甲状腺背侧实性／混合性团块，考虑甲状旁腺癌可能性大。

第五节　涎　　腺

一、腮　　腺

【正常腮腺】

超声所见：

左侧腮腺厚度＿＿＿cm，右侧腮腺厚度＿＿＿cm，表面边缘尚清晰，后面及两侧边缘清晰/不清晰，形态呈倒三角形，实质呈分布均匀的等/低回声，实质内可探及较腺组织回声稍强的短小带状回声，该带状回声相互平行；实质内可探及/未探及一平行的管状回声带（腮腺主导管），纵切时可见一无回声带（下颌后静脉），在其深部可见/未见管状无回声（颈外动脉）

CDFI：腮腺实质可探及/未探及散在点状血流信号，可探及/未探及下颌后静脉及颈外动脉血流信号。

超声提示：双侧腮腺未见明显异常。

【腮腺炎】

超声所见：

左侧腮腺厚度＿＿＿cm，右侧腮腺厚度＿＿＿cm，体积弥漫性增大，边界模糊/欠清晰，实质呈低回声/强回声，实质内可见/未见散在的无回声。腮腺腺体内及周边可探及多个肿大的淋巴结，L/T＞2，皮质与淋巴门界限尚清晰。

CDFI：腮腺腺体实质内血流信号较丰富/正常。

超声提示：腮腺增大，弥漫性病变伴淋巴结肿大，考虑腮腺炎可能性大。

【腮腺良性肥大症】

超声所见：

左侧腮腺厚度＿＿＿cm，右侧腮腺厚度＿＿＿cm，体积弥漫性增大，形态饱满，边界欠清晰，实质回声正常／稍增强，深部回声衰减显示不清，其内未探及孤立性团块。

CDFI：腮腺实质内可探及／未探及散在点状血流信号。

超声提示：腮腺弥漫性增大，考虑腮腺良性肥大症可能性大。

【腮腺囊肿】

超声所见：

左侧腮腺厚度＿＿＿cm，右侧腮腺厚度＿＿＿cm，于左／右侧腺体实质内可见一圆形／椭圆形无回声区，大小为＿＿＿cm×＿＿＿cm×＿＿＿cm，边界清晰，透声良好／欠佳（内可见漂浮点状回声／内可见强回声斑后伴声影），后方回声增强。

CDFI：其内未探及血流信号。

超声提示：腮腺囊性团块伴感染／结石可能性大。

【腮腺混合瘤（多形性腺瘤）】

超声所见：

左侧腮腺厚度＿＿＿cm，右侧腮腺厚度＿＿＿cm，于左／右侧腺体实质内可见一圆形／椭圆形／分叶状低回声结节／团块，大小为＿＿＿cm×＿＿＿cm×＿＿＿cm，回声均匀／不均匀，伴有／不伴无回声区，伴有／不伴点状强回声，包膜完整／不完整，边界清晰。

CDFI：其内及周边可探及血流信号。

超声提示：左／右侧腮腺实性／混合性结节／团块，考虑混合瘤伴／不伴恶变可能性大。

【腮腺腺淋巴瘤(又称乳头状淋巴囊腺瘤或 Warthin 瘤)】

超声所见：

左侧腮腺厚度＿＿cm，右侧腮腺厚度＿＿cm，于左 / 右侧腺体实质内可见圆形 / 椭圆形 / 略呈分叶状的低回声 / 近似无回声结节 / 团块，大小为＿＿cm×＿＿cm×＿＿cm，边界清晰，包膜完整，有压缩感，结节 / 团块内可见线状强回声分隔，呈"网格状"结构，结节 / 团块后方回声增强 / 不增强。

CDFI：可见门样分支型血流信号，血供丰富。

超声提示：左 / 右侧腮腺实性 / 混合性结节 / 团块，考虑腮腺腺淋巴瘤可能性大。

【腮腺黏液表皮样癌】

超声所见：

左侧腮腺厚度＿＿cm，右侧腮腺厚度＿＿cm，于左 / 右侧腺体实质内可见一低回声 / 强回声 / 混合回声团块，大小为＿＿cm×＿＿cm×＿＿cm，形态不规则，边缘不规整，界限不清晰，回声不均匀。

CDFI：团块内部及周边可见较丰富的血流信号，血流分布形式为内部分支型 / 散在型。

超声提示：左 / 右侧腮腺实性 / 混合性团块，考虑腮腺癌可能性大。

二、颌 下 腺

【正常颌下腺】

超声所见：

左侧颌下腺大小＿＿cm×＿＿cm×＿＿cm，右侧颌下腺大小＿＿cm×＿＿cm×＿＿cm，呈椭圆形 / 三角形，边界清晰，实质呈均匀、细小的点状等回声。纵切时在腺体内上部可探及/未探及管状无回声（面动脉及舌动脉）。

CDFI：颌下腺实质可探及/未探及散在点状血流信号。可见/未见面动脉及舌动脉充盈的血流信号。

超声提示：双侧颌下腺未见明显异常。

【颌下腺炎】

超声所见：

左侧颌下腺大小____cm×____cm×____cm，右侧颌下腺大小____cm×____cm×____cm，体积弥漫性增大，边界清晰，实质呈低回声/强回声，实质内可见/未见散在小的无回声。

CDFI：颌下腺腺体实质内血流信号较丰富/正常。

超声提示：颌下腺弥漫性病变，考虑颌下腺炎可能性大。

【颌下腺混合瘤（多形性腺瘤）】

超声所见：

左侧颌下腺大小____cm×____cm×____cm，右侧颌下腺大小____cm×____cm×____cm，于左/右侧腺体实质内可见一圆形/椭圆形/分叶状的低回声结节/团块，大小为____cm×____cm×____cm，回声均匀/不均匀，伴有/不伴无回声区，伴有/不伴点状强回声，包膜完整/不完整，边界清晰。

CDFI：其内及周边可探及血流信号。

超声提示：左/右侧颌下腺实性/混合性结节/团块，考虑颌下腺混合瘤伴/不伴恶变可能性大。

【涎石症（病）】

超声所见：

左侧颌下腺大小____cm×____cm×____cm，右侧颌下腺大小＿＿cm×＿＿cm×＿＿cm，左/右侧颌下腺体积增大/正常，形态规整，实质回声不均匀，未见明显扩张的颌下腺导管/可见扩张的颌下腺导管，呈"树枝状"。颌下腺实质内/扩张的导管内可探及一枚/多枚强回声团/条状强回声，后方伴声影。

CDFI：颌下腺腺体实质内血流信号增多/正常。

超声提示：符合左/右侧颌下腺涎石症（病）声像图，不伴/伴有颌下腺导管扩张。

附：甲状舌管囊肿

超声所见：

于颈前正中（可发生于自舌盲孔至胸骨切迹间的任何部位，以舌骨上、下部位为最常见）可见一圆形/椭圆形无回声区，大小为＿＿cm×＿＿cm×＿＿cm，边界清晰，透声良好/欠佳（内可见漂浮点状回声），后方回声增强，形态规则/欠规则。

CDFI：其内未探及血流信号。

超声提示：颈前正中囊性团块，考虑甲状舌管囊肿可能性大。

第六节 乳 腺

【正常乳腺】

超声所见：

双乳皮肤及皮下脂肪层清晰，未见异常。

双乳腺体层显示清晰，回声呈强弱相间，分布较均匀，未见导管扩张。

CDFI：双乳未见明显血流信号。

双侧腋窝探查：未见异常肿大淋巴结。

超声提示：双侧乳腺及双腋下未见异常。

【乳腺囊性增生病（乳腺小叶增生、囊性增生、腺病）】

超声所见：

双乳皮肤及皮下脂肪层清晰，未见异常。

双侧乳腺腺体结构紊乱，回声分布不均匀，内可见高低不等的海绵状回声和多个大小不等的无回声区/双侧乳腺腺体结构紊乱，回声不均，内见多个大小不等的无回声区，较大者位于右乳____象限____点钟距乳头约____cm处，大小____cm×____cm，边界较清，形态规则，内部透声好/双侧乳腺结构紊乱，回声不均，内探及多个大小不等的低回声结节，较大者位于右乳____象限____点钟距乳头约____cm处，大小____cm×____cm，边界欠清，形态规则，内部回声均匀。

CDFI：双乳未见明显血流信号。

双侧腋窝探查：未见异常肿大淋巴结。

超声提示：双侧乳腺囊性增生病可能性大。

【乳腺囊肿】

超声所见：

双乳皮肤及皮下脂肪层清晰，未见异常。

左乳腺体层显示清晰，回声强弱相间，分布较均匀，未见导管扩张。于右乳____象限____点钟距乳头约____cm处可探及一无回声区，大小约____cm×____cm，边界清晰，形态规则，内透声良好，后方回声增强。

CDFI：右乳无回声区内部及周围未见明显血流信号。双乳内未见明显异常血流信号。

双侧腋窝探查：未见肿大淋巴结。

超声提示：右乳囊性病变，考虑乳腺囊肿可能性大（BIRADS____级）。

左乳未见异常。

【乳腺纤维腺瘤】

超声所见：

双乳皮肤及皮下脂肪层清晰，未见异常。

左乳腺体层显示清晰，回声强弱相间，分布较均匀，未见导管扩张。于右乳____象限____点钟距乳头约____cm处探及一低回声团块/结节，大小约____cm×____cm，边界光滑、清晰，形态规则，内部回声均匀/欠均匀，后方回声无衰减。

CDFI：右乳低回声团块/结节内可见少许血流信号，V_{max}=____cm/s，RI=____。左乳内未见明显异常血流信号。

双侧腋窝探查：未见肿大淋巴结。

超声提示：右乳实性团块/结节（BIRADS____级），考虑纤维腺瘤可能性大。

左乳未见异常。

【乳腺炎】

超声所见：

二维超声显示：左乳腺体层显示清晰，回声强弱相间，分布较均匀，未见导管扩张。右乳腺体层显示欠清晰，回声分布不均匀，于右乳____象限____点钟距乳头约____cm处见低回声区，范围约____cm×____cm，边界不清晰，形态不规则,内部回声不均匀,内可见不规则无回声区,无回声区内可见浮动的细小点状回声。

CDFI:右乳低回声区内部及周边可见点状/条状血流信号。左乳内未见明显异常血流信号。

双侧腋窝探查:右侧腋窝可探及多个淋巴结,较大者位于腋窝中央/胸前线胸肌旁/胸肌旁,大小____cm×____cm,呈椭圆形,边界清晰,皮质与淋巴门界限清晰/不清晰。

CDFI:淋巴结内部及周边可见较丰富血流信号,$V_{max}=$____cm/s,RI=____。左侧腋窝未见肿大淋巴结。

超声提示:右乳急性乳腺炎可能性大。右腋下多发淋巴结肿大。

左乳未见异常。

【乳腺癌】

超声所见:

双乳皮肤及皮下脂肪层清晰,未见异常。

左乳/右乳腺体层显示清晰,回声强弱相间,分布较均匀,未见导管扩张。左乳/右乳腺体层显示清晰,回声分布不均匀。左乳/右乳____象限____点钟距乳头约____cm处探及一低回声团块/结节,大小约____cm×____cm。L/T>1,边界不清晰,形态不规则,周边呈"蟹足样"改变。内部回声不均匀,其内可见/未见微钙化。后方回声衰减(肿块向前累及脂肪层、Copper韧带,乳腺后间隙消失,累及深筋膜,肌层)。

CDFI:低回声团块/结节内可见较丰富的血流信号,呈动脉频谱,走行分布不规则,$V_{max}=$____cm/s,RI=____。乳腺内未见异常血流信号。

双侧腋窝探查：左侧／右侧腋窝可探及低回声结节，大小____cm×____cm，呈椭圆形，边界清晰，皮髓质分界不清晰。

CDFI：低回声内部及周边可见较丰富血流信号。左侧／右侧腋窝未见肿大淋巴结。双侧锁骨上及锁骨下未见肿大淋巴结。

超声提示：*左／右乳实性占位（BIRADS____级），考虑乳腺癌可能性大。*

左／右腋下异常肿大淋巴结。左／右乳未见异常。

【乳腺假体置入】

超声所见：

双乳皮肤及皮下脂肪层清晰，未见异常。

双乳腺体层显示清晰，回声呈强弱相间，分布较均匀，未见导管扩张。双乳假体位于乳腺后间隙内，右侧假体厚度____cm，左侧假体厚度____cm，边界清晰，囊壁呈"等号样"强回声，光滑连续，内呈无回声，透声良好。

CDFI：双乳未见明显血流信号。

双侧腋窝探查：未见肿大淋巴结。

超声提示：双乳隆乳（假体置入）术后未见异常。

【乳腺置入假体异常】

超声所见：

双乳皮肤及皮下脂肪层清晰，未见异常。

右侧假体厚度____cm，左侧假体厚度____cm。

双乳腺体层显示清晰，回声呈强弱相间，分布较均匀，未见导管扩张。左乳假体位于乳腺后间隙内，边界清晰，囊壁呈"等号样"强回声，光滑连续，内呈无回声，透声良好。右乳假体回声无明显连续中断，呈锯齿状／波浪样改变，壁不光滑，其内无回声，透声好。囊壁外可见无回声区，边界清晰，形态规则，位于____象限____点钟距乳头约____cm 处，范围____cm×____cm。

CDFI：双乳未见明显血流信号。

双侧腋窝探查：未见肿大淋巴结。

超声提示：*右乳假体囊渗漏。*

第二章

心　　脏

第一节　正常心脏

右心室流出道内径____mm　右心室舒末内径____mm

主动脉根部内径____mm　　　肺动脉内径____mm

左心房内径____mm×____mm×____mm

右心房内径____mm×____mm

左心室舒末内径____mm　　　左心室缩末内径____mm

室间隔厚度____mm　　　　　搏动幅度____mm

左心室后壁厚度____mm　　　搏动幅度____mm

二尖瓣 E 峰流速____m/s　　二尖瓣 A 峰流速____m/s

三尖瓣 E 峰流速____m/s　　三尖瓣 A 峰流速____m/s

主动脉瓣口流速____m/s　　肺动脉瓣口流速____m/s

组织多普勒：Em:____cm/s　Am:____cm/s　E/Em（必要时测）____

心功能参数：EF:____%　FS:____%　EDV:____ml
ESV:____ml　SV:____ml

正常超声心动图所见：

1. 心房正位，心室右袢，大动脉位置及连接关系正常，左位主动脉弓。

35

2．心脏各房室腔大小、形态正常。

3．主动脉根部内径正常，振幅正常。左右冠状动脉起始位置正常，近端内径分别为＿＿＿mm、＿＿＿mm。肺动脉内径正常。

4．各瓣膜无器质性改变。

5．室间隔与左心室后壁厚度正常，搏动幅度正常，呈逆向运动。

6．房、室间隔连续完整。

7．CDFI：各瓣口及房室腔未见异常血流信号（或生理性反流）。

8．组织多普勒：二尖瓣环水平室间隔基底段 $Em>Am$。Vs：＿＿＿cm/s，Va：＿＿＿cm/s，Ve：＿＿＿cm/s，Ve/Va>1。

超声提示：心内结构及大血管血流未见异常，左心功能正常。

第二节　先天性心脏病

【房间隔缺损（左向右分流）】

右心室流出道内径＿＿＿mm　右心室舒末内径＿＿＿mm

主动脉根部内径＿＿＿mm　肺动脉内径＿＿＿mm

左心房内径＿＿＿mm×＿＿＿mm×＿＿＿mm

右心房内径＿＿＿mm×＿＿＿mm

左心室舒末内径＿＿＿mm　左心室缩末内径＿＿＿mm

室间隔厚度＿＿＿mm　搏动幅度＿＿＿mm

左心室后壁厚度＿＿＿mm　搏动幅度＿＿＿mm

二尖瓣E峰流速＿＿＿m/s　二尖瓣A峰流速＿＿＿m/s

三尖瓣 E 峰流速＿＿＿m/s   三尖瓣 A 峰流速＿＿＿m/s

主动脉瓣口流速＿＿＿m/s   肺动脉瓣口流速＿＿＿m/s

心功能参数：EF：＿＿＿%，FS：＿＿＿%，EDV：＿＿＿ml，ESV：＿＿＿ml，SV：＿＿＿ml

1. 心房正位，心室右袢，大动脉位置及连接关系正常，左位主动脉弓。

2. 右心房、右心室增大（或心脏各腔室内径在正常范围），左心正常。

3. 心尖四腔心切面（剑突下双房切面、四腔心切面、上下腔切面，胸骨旁四腔心切面，大血管短轴切面）于房间隔（中部、上下腔静脉处、原发孔处、冠状静脉窦与左心房之间）可见连续中断＿＿＿mm。不同切面断端距二尖瓣、主动脉根部、心房顶部及上下腔静脉等距离。

4. 肺动脉主干及左右肺动脉增宽。肺动脉与降主动脉间未见异常通道。

5. 室间隔连续完整，室间隔与左心室后壁厚度正常，搏动幅度正常或增强，呈逆向（同向）运动。

6. 各瓣膜解剖形态及运动未见异常。

7. CDFI：舒张期房水平见红色过隔分流束（或红蓝双色或蓝色过隔血流）。三尖瓣口流速增快，流速（V）＿＿＿m/s，压差（PG）＿＿＿mmHg。

8. 组织多普勒：二尖瓣环水平室间隔基底段 Em>Am 或 Em<Am。Vs：＿＿＿cm/s，Va：＿＿＿cm/s，Ve：＿＿＿cm/s，Ve/Va>1。

三维超声：房间隔缺损位于房间隔中部（上部、高位、近上腔静脉、近下腔静脉），呈类圆形（卵圆形、不规则形、多孔形）。

超声提示：先天性心脏病，房间隔继发孔（原发孔）缺损（其他类型），左向右分流（或双向分流或右向左分流）。三尖瓣反流（轻、中、重）。左心功能正常。

* 如房间隔缺损位于房间隔中部，直径＜10mm，年龄超过 18 个月可报卵圆孔未闭。

* 如伴发肺动脉高压，需增加描写：肺动脉增宽＿＿＿mm；三尖瓣反流的压差；推算肺动脉收缩压＿＿＿mmHg。诊断上增加：肺动脉高压形成（轻度、中度、重度）。

*TI 法估测 SPAP 指用三尖瓣反流跨瓣压差＋右心房压估测肺动脉收缩压（SPAP）。

【**房间隔膨胀瘤**】

各项测值同上。

1. 心房正位，心室右袢，大动脉位置及连接关系正常，左位主动脉弓。

2. 心脏各腔室内径在正常范围。

3. 四腔心切面见房间隔发育松弛，房间隔中部（或卵圆孔处）局部变薄，呈瘤样膨向右心房或左心房（膨出深度约＿＿＿mm），在心房内摆动或持续膨向某侧。

4. 室间隔连续完整，室间隔与左心室后壁厚度正常，搏动幅度正常，呈逆向运动。

5. 各瓣膜解剖形态及运动未见异常。

6. CDFI：瘤体内可见红蓝交替涡流。余各瓣口及房室腔未见异常血流信号。

7. 组织多普勒：二尖瓣环水平室间隔基底段 Em>Am 或 Em<Am。Vs：＿＿＿cm/s，Va：＿＿＿cm/s，Ve：＿＿＿cm/s，Ve/Va>1。

超声提示：先天性房间隔膨胀瘤形成。

＊房间隔膨出深度＞10mm 方可定膨胀瘤,否则只报房间隔膨出。

＊如伴发小的缺损或卵圆孔未闭,可增加:于房间隔中部可见红色细窄分流束。

【室间隔缺损】

各项测值同上。

1．心房正位,心室右袢,大动脉位置及连接关系正常,左位主动脉弓。

2．左心室增大(右心室轻增大),余房室内径正常。

3．四腔心切面(或其他切面)于室间隔膜部(干下、肌部)可见____mm 回声中断。需要描述与三尖瓣隔瓣、主动脉瓣及肺动脉瓣的距离关系。

4．房间隔连续完整。

5．各瓣膜解剖形态及运动未见异常。

6．肺动脉主干及左右肺动脉增宽。

7．室间隔与左心室后壁厚度正常,搏动幅度增强或正常,呈逆向运动。

8．CDFI:收缩期室水平见以红色为主过隔分流束(或红蓝双色或蓝色过隔血流),流速(V)____m/s;压差(PG)____mmHg。如伴有房室瓣反流在此描述。

9．组织多普勒:二尖瓣环水平室间隔基底段 Em>Am 或 Em<Am。Vs:____cm/s, Va:____cm/s, Ve:____cm/s, Ve/Va>1。

10．三维超声:室间隔缺损位于室间隔膜部(肌部),呈圆形(狭长形、椭圆形、不规则形),三维可显示缺损与三尖瓣隔瓣、主动脉瓣的距离关系。

超声提示:先天性心脏病,室间隔缺损(膜部、干下型、肌部)，左向右分流(双向分流或右向左分流)。左心功能正常。

*伴发肺动脉高压时，描写见房间隔缺损。

【动脉导管未闭】

各项测值同上。

1. 心房正位，心室右袢，大动脉位置及连接关系正常，左位主动脉弓。

2. 左心房、左心室增大，右心正常。

3. 大血管短轴切面：于降主动脉与肺动脉分叉处偏左肺动脉侧可见异常通道，长____mm，宽____mm(漏斗状则需测量肺动脉端宽度____mm，主动脉端宽度____mm)。

4. 肺动脉主干及左右肺动脉增宽。

5. 各瓣膜形态及运动未见异常。

6. 室间隔与左心室后壁厚度正常，搏动幅度增强，呈逆向运动。

7. CDFI：肺动脉主干内于降主动脉与左右肺动脉分叉处可见红色为主镶嵌分流束，频谱为双期连续性湍流，收缩期最大分流速度(V)____m/s，压差(G)____mmHg，舒张期最大分流速度(V)____m/s，压差(PG)____mmHg。

8. 组织多普勒：二尖瓣环水平室间隔基底段 Em>Am 或 Em<Am。Vs：____cm/s，Va：____cm/s，Ve：____cm/s，Ve/Va>1。

超声提示：先天性心脏病，动脉导管未闭(管型、漏斗型、窗型)，左向右分流(或双向分流或右向左分流)

*若为新生儿或12个月以内幼儿则诊断为：目前动脉导管未闭。

【完全型心内膜垫缺损（房室管畸形）】

各项测值同上。

1. 心房正位，心室右袢，大动脉位置及连接关系正常（异常），左（右）位主动脉弓。

2. 右心房、右心室增大，左心房、左心室轻大或正常。

3. 四腔心切面可见心内膜垫完全缺如，房间隔残端与室间隔残端距离为____mm。舒张期可见一组（或两组）房室瓣开向左、右心室，收缩期共同房室瓣关闭（闭合欠佳）。余瓣膜形态功能未见异常。

4. 肺动脉主干及左右肺动脉增宽。

5. 室间隔与左心室后壁厚度正常，搏动幅度正常或增强，呈（逆向、同向）运动。

6. CDFI：舒张期可见左、右心房的红色血流经过共同瓣进入左、右心室。收缩期于共同瓣下心房侧可见蓝色为主镶嵌反流束（若两组房室瓣则为两股），反流面积____cm^2，速度____m/s。余瓣口血流正常。

7. 组织多普勒：二尖瓣环水平室间隔基底段 Em>Am 或 Em<Am。Vs：____cm/s，Va：____cm/s，Ve：____cm/s，Ve/Va>1。

8. 三维超声：心室内可见共同前瓣及共同后瓣开闭，可立体显示瓣叶裂口情况，房间隔缺损位于房间隔下部，室间隔缺损位于室间隔膜部呈圆形（卵圆形、不规则形）。

超声提示：先天性心脏病，完全型心内膜垫缺损（房室管畸形）伴共同瓣反流（轻度、中度、重度）。

* 根据共同瓣的腱索在两个心室内、室间隔的附着点，还可进一步分成 A、B、C 型。

* 三维超声可更准确判定为几组房室瓣及分型。

【部分型心内膜垫缺损】

各项测值同上。

1. 心房正位，心室右袢，大动脉位置及连接关系正常（异常），左（右）位主动脉弓。

2. 右心房、右心室扩大，左心房、左心室正常（略小）。

3. 四腔心切面见房间隔近十字交叉处（原发孔）处连续中断____mm，室间隔连续完整。二、三尖瓣位于同一水平。

4. 左心室短轴二尖瓣水平可见二尖瓣前叶瓣体部连续中断____mm，致对合欠佳，余瓣膜解剖形态及运动未见异常。

5. 室间隔与左心室后壁厚度正常，搏动幅度增强或正常，呈（逆向、同向）运动。

6. CDFI：舒张期红色鲜艳血流束由左心房穿过房间隔缺损处进入右心房，并进入三尖瓣口。收缩期左心房内可见源于二尖瓣口的蓝色镶嵌血流，面积____cm^2，流速（V）____m/s。收缩期右心房内可见源于三尖瓣口的蓝色镶嵌血流，面积____cm^2，流速（V）____m/s，压差（PG）____mmHg，TI 法估测 SPAP____mmHg。

7. 组织多普勒：二尖瓣环水平室间隔基底段 Em>Am 或 Em<Am。Vs:____cm/s, Va:____cm/s, Ve:____cm/s, Ve/Va>1。

三维超声：立体显示二、三尖瓣叶裂口情况，房间隔缺损位于房间隔下部，呈圆形（卵圆形，不规则形）。室间隔连续完整。

超声提示：先天性心脏病，部分型心内膜垫缺损（房室管畸形）伴二尖瓣反流（三尖瓣反流），二尖瓣裂或三尖瓣裂。

＊有时可伴发室间隔膜部瘤，请仔细辨别有无室水平分流。

＊如果同时合并小的室间隔缺损并存在分流需单独体现在报告单上。

【法洛四联症】

各项测值同上。

1．心房正位，心室右袢，大动脉位置及连接关系正常，左（右）位主动脉弓。

2．右心室增大，右心室壁增厚，右心室前壁厚度（mm），左心室内径偏小。

3．左心室长轴切面：主动脉增宽，位置前移，主动脉前壁与室间隔连续中断＿＿mm，骑跨于室间隔上，骑跨率50%（40%，70%……）。

4．大血管短轴：右心室流出道狭窄为＿＿mm，肺动脉瓣环处内径＿＿mm，肺动脉主干及分支弥漫性狭窄，主肺动脉内径为＿＿mm，右肺动脉近端内径为＿＿mm，左肺动脉近端内径为＿＿mm。左右冠状动脉起源未见明显异常。

5．左心室流出道短轴切面见室间隔连续中断＿＿mm，断端回声强。

6．肺动脉瓣增厚，粘连，开放受限。余瓣膜解剖形态及运动未见异常。

7．主动脉弓降部未见异常。

8．室间隔残端增粗，左心室后壁不增厚，搏动幅度正常，呈（逆向、双向、同向）运动。

9．CDFI：室水平可见双期红蓝双向分流束，左向右分流速度（V）____m/s，压差（PG）____mmHg，右向左分流速度（V）____m/s，压差（PG）____mmHg。收缩期左心室、右心室血液同时汇入主动脉。收缩期肺动脉内充满蓝色镶嵌血流，瓣口射流束流速（V）____m/s，压差（PG）____mmHg。收缩期右心室流出道内充满蓝色镶嵌血流，负向流速（V）____m/s，压差（PG）____mmHg。

10. 组织多普勒：二尖瓣环水平室间隔基底段 Em>Am 或 Em<Am。Vs：____cm/s，Va：____cm/s，Ve：____cm/s，Ve/Va>1。

超声提示：先天性心脏病，法洛四联症。

【完全型大动脉转位】

各项测值同上。

1. 心脏位置正常，心房正位，心室右袢。

2. 全心轻大或右心室增大。亦可为单心室。

3. 大动脉短轴切面：（右位型）右心室流出道和肺动脉包绕主动脉征消失，可见两个圆形结构内含动脉瓣，双环影征（+）。主动脉位于肺动脉的右前方，起自解剖右心室；主肺动脉及其分支可狭窄（或正常），起自解剖左心室。（左位型）主动脉位于左前，起源于解剖右心室，肺动脉位于右后，起源于解剖左心室。如合并肺动脉瓣狭窄，则肺动脉瓣增厚，开放受限；或肺动脉主干及分支弥漫性狭窄。

4. 四腔心切面见室间隔膜部连续中断____mm，房间隔可连续完整，亦可见回声中断____mm。

5. 余瓣膜活动尚可。

6. 室间隔残端及左心室后壁不增厚，搏动幅度增强，呈（逆向、双向、同向）运动。

7. CDFI：室水平可见红蓝双向过隔分流束，左向右分流速度（V）＿＿m/s，压差（PG）＿＿mmHg，右向左分流速度（V）＿＿m/s，压差（PG）＿＿mmHg。如有房间隔缺损，房水平可见双向过隔分流束。如合并肺动脉狭窄则肺动脉内收缩期充满蓝色镶嵌血流，负向射流流速（V）＿＿m/s，压差（PG）＿＿mmHg。

8. 组织多普勒：二尖瓣环水平室间隔基底段 Em>Am 或 Em<Am。Vs：＿＿cm/s，Va：＿＿cm/s，Ve：＿＿cm/s，Ve/Va>1。

超声提示：先天性心脏病，完全型大动脉转位，伴肺动脉狭窄。

【矫正型大动脉转位】

各项测值同上。

1. 心房正位，心室左襻（心房反位，心室右襻）。

2. 心脏各房室内径正常或解剖右心室增大。

3. 主动脉起自解剖右心室（功能左心室），肺动脉起自解剖左心室（功能右心室），两条大动脉可呈并行关系。

4. 四腔心切面见附着位置较低的三尖瓣位于左心侧，左心房通过三尖瓣与解剖右心室相连，心尖部腱索可见；二尖瓣位于右心侧，右心房通过二尖瓣与解剖左心室相连。

5. 房、室间隔可以连续完整或连续中断＿＿mm。

6. 室间隔与左心室后壁厚度正常，搏动幅度略强，呈逆向运动。

7. 各瓣膜解剖形态及运动未见异常。

8. 主动脉弓降部未见异常。

9. CDFI：各房室腔未见异常血流信号，如合并肺动脉狭窄，则肺动脉主干或肺动脉瓣上收缩期充满蓝色镶嵌血流，负向射流流速(V)＿＿m/s，压差(PG)＿＿mmHg。如合并室间隔缺损，则室水平可见红蓝双向过隔分流束，左向右分流速度(V)＿＿m/s，压差(PG)＿＿mmHg，右向左分流速度(V)＿＿m/s，压差(PG)＿＿mmHg。

10. 组织多普勒：二尖瓣环水平室间隔基底段 Em>Am 或 Em<Am。Vs:＿＿cm/s, Va:＿＿cm/s, Ve:＿＿cm/s, Ve/Va>1。

超声提示： 先天性心脏病，矫正型大动脉转位，伴(不伴)室间隔缺损、肺动脉狭窄。

*矫正性大动脉转位可以不合并其他畸形而单独存在。

【右心室双出口】

各项测值同上。

1. 心房正(反、不定)位，心室右(左)襻，左(右)位主动脉弓。

2. 右心房、右心室扩大，左心正常。右心室前壁增厚＿＿mm。

3. 两条大动脉均起自右心室，或者一条大动脉完全起源于右心室，另一条大动脉 75% 以上起源于右心室。主动脉后壁与二尖瓣纤维连接消失，相连处呈一亮光团样圆锥组织。

4. 四腔心切面见室间隔膜部连续中断＿＿mm，断端回声增强。室间隔缺损为左心室唯一出口。

5. 大动脉短轴见两条大血管关系异常，呈两条血管并行。可合并肺动脉狭窄。

6. CDFI：室水平收缩期可见红色过隔血流，分流速度(V)＿＿m/s，压差(PG)＿＿mmHg。如合并肺动脉狭窄，则肺动脉主干或肺动脉瓣上收缩期充满蓝色镶嵌血流，负向射流流速(V)＿＿m/s，压差(PG)＿＿mmHg。

7．组织多普勒：二尖瓣环水平室间隔基底段 Em>Am 或 Em<Am。Vs：____cm/s，Va：____cm/s，Ve：____cm/s，Ve/Va>1。

超声提示：先天性心脏病，右心室双出口，伴（不伴）室间隔缺损、肺动脉狭窄。

* 要注意识别两心房关系，有时可出现两心房转位，两心室正位。

【**三尖瓣下移畸形**】

各项测值同上。

1．心房正位，心室右袢，大动脉位置及关系正常，左位主动脉弓。

2．右心房巨大，功能右心室小，左心房、左心室相对小。

3．四腔心切面见三尖瓣隔瓣（或后瓣、前瓣）附着点明显下移，与二尖瓣前叶附着点间距增大，为____mm；三尖瓣前叶冗长，摆动幅度增大。

4．M 型：见三尖瓣较二尖瓣关闭时间延迟。

5．肺动脉增宽，肺动脉瓣正常（或狭窄）。

6．室间隔与左心室后壁厚度正常，搏动幅度略强，呈逆向运动。

7．CDFI：右心房内收缩期可见源于三尖瓣口的蓝色稍花彩血流，反流口位置明显低（接近心尖），面积____cm²，速度（V）____m/s，压差（PG）____mmHg，TI 法估测 SPAP____mmHg。

余瓣口及心腔血流正常。

8．组织多普勒：二尖瓣环水平室间隔基底段 Em>Am 或 Em<Am。Vs：____cm/s，Va：____cm/s，Ve：____cm/s，Ve/Va>1。

超声提示：先天性心脏病，三尖瓣下移畸形（或伴肺动脉瓣狭窄)。

* 三尖瓣隔瓣下移,与二尖瓣前叶附着点间距应>15mm。前叶或后瓣位置下移。

【主动脉-肺动脉窗(主肺动脉间隔缺损)】

各项测值同上。

1. 心房正位,心室右襻,大动脉位置及连接关系正常,左位主动脉弓。

2. 左心房、左心室扩大,右心房、右心室正常。

3. 距主动脉瓣环上方____mm 处见升主动脉与肺动脉之间连续中断____mm。

4. 主肺动脉及左、右肺动脉增宽。

5. 房、室间隔连续完整,室间隔与左心室后壁厚度正常,搏动幅度正常,呈逆向运动。

6. 各瓣膜解剖形态及运动未见异常。

7. 主动脉弓降部未见异常。

8. CDFI:升主动脉与肺动脉缺损处见双期连续性左向右低速分流。频谱为双期连续性湍流,收缩期最大分流速度(V)____m/s,压差(G)____mmHg,舒张期最大分流速度(V)____m/s,压差(PG)____mmHg。

9. 组织多普勒:二尖瓣环水平室间隔基底段 Em>Am 或 Em<Am。Vs:____cm/s,Va:____cm/s,Ve:____cm/s,Ve/Va>1。

超声提示: 先天性心脏病,主动脉-肺动脉窗(主肺动脉间隔缺损)。

【永存动脉干(共同动脉干)】

各项测值同上。

1. 心房正位,心室右襻,左(右)位主动脉弓。

2．双心室增大。

3．左心室长轴切面（儿童用剑突下流出道切面）可见一条粗大的单根动脉干骑跨于室间隔上。大动脉短轴仅见一条粗大的动脉干位置靠前，仅见一组半月瓣，可多瓣叶（2叶、3叶、4叶甚至6叶）。右心室流出道缺如。

4．动脉瓣干下室间隔连续性中断____mm，断端回声增强。

5．有时可于粗大的动脉干后壁或侧壁探及肺动脉开口。

6．室间隔残端及左心室后壁厚度正常，运动幅度增强。

7．CDFI：左、右心室血液收缩期同时进入共同动脉干。室水平见红蓝双向过隔血流，左向右分流速度（V）____m/s，压差（PG）____mmHg，右向左分流速度（V）____m/s，压差（PG）____mmHg。

8．若合并动脉导管未闭则可探及五色花彩血流束，录及双期连续性湍流，收缩期最大分流速度（V）____m/s，压差（G）____mmHg，舒张期最大分流速度（V）____m/s，压差（PG）____mmHg。

9．组织多普勒：二尖瓣环水平室间隔基底段 Em>Am 或 Em<Am。Vs：____cm/s，Va：____cm/s，Ve：____cm/s，Ve/Va>1。

超声提示：先天性心脏病，永存动脉干（共同动脉干）。

＊根据共同动脉干发出肺动脉的位置、冠状动脉的起源及是否存在肺动脉狭窄可进一步分型。

＊注意观察主动脉弓降部内径是否正常还是变细；动脉导管是（否）存在。

【完全型肺静脉异位引流】

各项测值同上。

1. 心房正位，心室右袢，左（右）位主动脉弓。

2. 右心房、右心室增大，左心房、左心室相对小。

3. 左心房壁未见肺静脉开口；左心房壁后方可见一条管状无回声（共同静脉干）向右心房后上方走行。心上型可见四条肺静脉经垂直静脉引流入左侧无名静脉-右上腔静脉（也有经共同静脉干直接入右上腔静脉）；心内型可见共同静脉干引流入扩张的冠状静脉窦（或直接入右心房）；心下型可见共同静脉干经降垂直静脉下行引流入门静脉（肝静脉或下腔静脉）回流入右心房。回流途中可无（或有）明显狭窄。

4. 四腔心切面见房间隔中部连续性中断____mm（房间隔缺损或卵圆孔未闭）。

5. 肺动脉主干及其分支增宽。

6. CDFI：房水平见以蓝色为主过隔分流束（右向左分流）。引流口处可录及肺静脉血流频谱。共同静脉干内可见血流充盈。

7. 组织多普勒：二尖瓣环水平室间隔基底段 Em>Am 或 Em<Am。Vs:____cm/s, Va:____cm/s, Ve:____cm/s, Ve/Va>1。

超声提示：先天性心脏病，完全型肺静脉异位引流合并房间隔缺损（右向左分流）。

*剑突下探查有利于观察共同静脉干走行。

【部分型肺静脉异位引流】

各项测值同上。

1. 心房正位，心室右袢，左（右）位主动脉弓。

2. 右心房、右心室明显增大，左心正常。

3. 左心房壁上可见 1～3 条肺静脉回流入左心房；右

心房壁有时可见肺静脉开口。

4. 四腔心切面见房间隔中部连续性中断____mm（卵圆孔未闭）。

5. 肺动脉主干及其分支增宽。

6. CDFI：舒张期房水平可见过隔分流束。引流口处可录及肺静脉血流频谱。

7. 组织多普勒：二尖瓣环水平室间隔基底段 Em>Am 或 Em<Am。Vs:____cm/s, Va:____cm/s, Ve:____cm/s, Ve/Va>1。

超声提示：先天性心脏病，部分型肺静脉异位引流，合并房间隔缺损。

* 当发现右心房、右心室增大程度与房间隔缺损不成正比时，要特殊观察四条肺静脉是否全部回流入左心房。本病容易漏诊。

【左位三房心】

各项测值同上。

1. 心房正位，心室右袢，左位主动脉弓。

2. 右心房、右心室增大，左心房扩大。

3. 左心室长轴及四腔心切面于左心房内可见异常隔膜回声，连于房间隔与左心房后壁之间，将左心房分为真房和副房两个腔，真房与二尖瓣相连，副房见部分肺静脉或全部肺静脉汇入。隔膜上有（无）一孔洞，直径为____mm。

4. 四腔心切面：四条肺静脉全部回流入副房者可见房间隔出现两处连续中断（以隔膜为界），大小分别为____mm、____mm。部分肺静脉回流入副房者可出现一处房间隔连续中断____mm，左心房内横隔膜多有交通口。

5. 肺动脉及左右肺动脉增宽。

6．室间隔连续完整。

7．室间隔与左心室后壁厚度正常，搏动幅度增强，呈逆向（同向）运动。

8．各瓣膜解剖形态及运动未见异常。

9．CDFI：真房和副房间隔膜交通口处可见红色鲜艳血流（梗阻时呈五色镶嵌血流），频谱为舒张期正向湍流，速度____m/s。四条肺静脉全部回流入副房者可见房间隔连续中断高位缺损处为红色过隔血流，低位缺损处出现蓝色过隔血流。

10．组织多普勒：二尖瓣环水平室间隔基底段 Em>Am 或 Em<Am。Vs:____cm/s，Va:____cm/s，Ve:____cm/s，Ve/Va>1。

11．三维超声：房间隔上见两个缺损位于房间隔中部（上部、高位），呈圆形（卵圆形），或仅见一个房间隔缺损。左心房异常隔膜上有交通口。

超声提示：先天性心脏病，左位三房心合并房间隔缺损。

＊左心房内隔膜位置可高、可低，横置或斜置。有时，隔膜上孔洞较大，两侧仅留小残端，这时不会产生血流动力学改变。

【三尖瓣闭锁】

各项测值同上。

1．心房正位，心室右袢，大动脉位置及连接关系正常（异常），左（右）位主动脉弓。

2．右心房增大，右心室内径明显小，左心正常。

3．四腔心切面：房间隔中上部可见连续中断____mm，室间隔膜部可见连续中断____mm。三尖瓣环处未见三尖瓣叶开闭活动,代之以一条带状(膜状)强回声,仅见二尖瓣开闭运动增强。

4.大血管短轴切面见两条大动脉关系正常(异常)。

5.室间隔与左心室后壁厚度正常,搏动幅度增强,呈逆向运动。

6.肺动脉及其分支发育较差。

7.CDFI:三尖瓣口未见血流通过,二尖瓣口血流较明亮。房水平可见蓝色过隔血流(右向左分流)。室水平为双向分流,左向右分流速度(V)____m/s,压差(PG)____mmHg,右向左分流速度(V)____m/s,压差(PG)____mmHg。

8.组织多普勒:二尖瓣环水平室间隔基底段 Em>Am。Vs:____cm/s,Va:____cm/s,Ve:____cm/s,Ve/Va>1。

超声提示:先天性心脏病,三尖瓣闭锁合并房间隔缺损、室间隔缺损。

*根据有无肺动脉闭锁或狭窄分 A、B、C 型。

【二尖瓣闭锁】

各项测值同上。

1.左心房增大,左心室内径小。右心正常范围。

2.四腔心切面:二尖瓣处未见二尖瓣叶开闭活动,代之以一条带状(膜状)强回声,仅见三尖瓣开闭运动增强。房间隔中上部可见连续中断____mm,室间隔膜部可见连续中断____mm。

3.大血管短轴切面见两条大动脉关系正常(异常)。主动脉发育较差。

4.室间隔与左心室后壁厚度正常,搏动幅度增强,呈逆向运动。

5. 肺动脉及左右肺动脉增宽。

6. CDFI：二尖瓣口未见血流通过，三尖瓣口血流较明亮。房水平可见红色过隔血流（左向右分流）。室水平为双向分流，左向右分流速度（V）＿＿＿m/s，压差（PG）＿＿＿mmHg，右向左分流速度（V）＿＿＿m/s，压差（PG）＿＿＿mmHg。

7. 组织多普勒：二尖瓣环水平室间隔基底段 Em＞Am 或 Em＜Am。Vs：＿＿＿cm/s，Va：＿＿＿cm/s，Ve：＿＿＿cm/s，Ve/Va＞1。

超声提示：先天性心脏病，二尖瓣闭锁合并房间隔缺损、室间隔缺损。

【肺动脉闭锁】

指心房、心室、大动脉关系正常的肺动脉闭锁症，常伴有右心室和三尖瓣发育不良。

各项测值同上。

1. 心房正位，心室右袢，大动脉位置及连接关系正常，左（右）位主动脉弓。

2. 右心房扩大，右心室内径明显缩小，右心室漏斗部肌性狭窄或发育不良，右心室前壁增厚＿＿＿mm。右心室窦状隙增多。左心房室内径正常。

四腔心切面见房间隔连续中断＿＿＿mm，室间隔连续性完整（无室间隔缺损型）。四腔心切面见室间隔连续中断＿＿＿mm（室间隔缺损型）。

3. 大血管短轴切面：肺动脉瓣根水平仅见膜样结构，无瓣膜活动，右心室流出道为盲端，主肺动脉近端呈纤维条索样，远段及左右肺动脉内径细。

降主动脉与左右肺动脉分叉处可见异常交通（管状、

漏斗状)。

4．三尖瓣环缩小，瓣叶短而厚，开放受限，关闭不严（或者三尖瓣闭锁)。

5．余瓣膜形态及运动未见异常。

6．CDFI：肺动脉瓣口未见血流通过。右心室窦状隙与冠状动脉血流相通。肺动脉内血流源于动脉导管，动脉导管处可见红色花彩分流束，并见其形成涡流，正向流速（V）____m/s，压差（PG）____mmHg。舒张期房水平可见蓝色为主过隔分流束（右向左分流)。室水平为右向左分流，分流速度（V）____m/s，压差（PG）____mmHg（室间隔缺损型)。收缩期右心房内可见源于三尖瓣口的蓝色花彩血流，面积____cm²，流速（V）____m/s，压差（PG）____mmHg。

7．组织多普勒：二尖瓣环水平室间隔基底段 Em＞Am 或 Em＜Am。Vs：____cm/s，Va：____cm/s，Ve：____cm/s，Ve/Va＞1。

超声提示：先天性心脏病，肺动脉闭锁（室间隔缺损型或无室间隔缺损型)，合并房间隔缺损、动脉导管未闭。

【单心室】

各项测值同上。

1．内脏位置正常，心房正位，左（右)位主动脉弓。

2．单心室内径增大，其内可见粗大的乳头肌。

3．四腔心切面见室间隔缺如。房间隔可见连续中断或房间隔回声消失（房间隔连续完整)。一侧心室发育不良形成残存小心腔。可见两组（一组)房室瓣开向一个单心室腔（较大的主心腔)，瓣叶形态、回声正常（异常)。

4．大血管短轴切面：两条大动脉位置关系正常（异常)。

5．CDFI：两心房内血流经两个房室口进入单一心室腔（混合血）。如合并房间隔缺损则舒张期房水平可见左向右以红色为主过隔分流束。收缩期左、右心房内可见源于二、三尖瓣口的蓝色较鲜艳血流，面积分别为＿＿＿cm²、＿＿＿cm²，速度分别为＿＿＿m/s、＿＿＿m/s。

6．组织多普勒：二尖瓣环水平室间隔基底段 Em>Am 或 Em<Am。Vs：＿＿＿cm/s, Va：＿＿＿cm/s, Ve：＿＿＿cm/s, Ve/Va>1。

超声提示：先天性心脏病，单心室合并房间隔缺损。

＊切不可将单心室内粗大的乳头肌误认为室间隔残端。

＊若单心室内心尖部留有极小残端，报告可为：功能性单心室。

＊若合并其他畸形则需另外描述，见相关内容。

【左心发育不全综合征】

左心发育不全综合征（hypoplastic left heart syndrome, HLHS）是一组心血管畸形，在解剖上包括左心房、左心室发育不良，主动脉瓣、二尖瓣口狭窄或闭锁，以及升主动脉发育不良。

各项测值同上。

1．右心房、右心室增大，左心房、左心室明显减小，右心室壁增厚。

2．升主动脉内径细，主动脉弓及胸主动脉发育差（胸骨上窝探查）；主肺动脉内径增宽。

3．四腔心切面见房间隔连续中断＿＿＿mm，室间隔连续中断＿＿＿mm。

4．二尖瓣环缩小，瓣叶短而厚，开放受限，关闭不严（或者二尖瓣闭锁）。三尖瓣代偿性活动幅度增大。

5. 主动脉瓣水平仅见膜样结构,无瓣膜开闭活动(或者主动脉瓣环缩小,瓣叶活动明显受限),余瓣膜形态及运动未见异常。

6. 室间隔与左心室后壁厚度正常,搏动幅度增强,呈逆向运动。

7. CDFI:舒张期房水平可见左向右以红色为主过隔分流束。收缩期室水平见左向右以红色为主隔分流束,分流流速(V)＿＿m/s,压差(PG)＿＿mmHg。肺动脉内收缩期血流速度稍快,流速(V)＿＿m/s,压差(PG)＿＿mmHg。

如合并动脉导管未闭则请按前述描写论述。

8. 组织多普勒:二尖瓣环水平室间隔基底段 Em>Am 或 Em<Am。Vs:＿＿cm/s,Va:＿＿cm/s,Ve:＿＿cm/s,Ve/Va>1。

超声诊断:先天性心脏病,左心发育不全综合征合并房间隔缺损、室间隔缺损。

* 右心发育不全的描写和诊断就是将左心和右心反过来描述即可。

【右心室双腔心】

各项测值同上。

1. 心房正位,心室右袢,大动脉位置及连接关系正常,左(右)位主动脉弓。

2. 右心房、右心室增大,右心室前壁增厚,左心正常。

3. 肌束肥厚型:大血管短轴和右心室流出道切面见漏斗部四周心肌增厚,形成梭形狭窄或于漏斗部下部隔膜与肥大的室上嵴结合,将右心室分成大小不等的两个腔,上方为稍扩大且壁薄的漏斗部(低压腔),下方为肥大的右心室（高压腔）。隔膜狭窄型：大血管短轴切面于右心室流入道与流出道之间可见异常隔膜，将右心室分成大小不等的两个腔，隔膜中心有较小的交通孔。

4. 肺动脉瓣增厚、短缩，肺动脉瓣环处狭窄，肺动脉呈窄后扩张，扩张范围常可累及左肺动脉。肺动脉主干、左右分支及远端动脉亦可狭窄。

5. 余瓣膜形态及运动未见异常。

6. 四腔心切面见室间隔连续中断较大____mm，常常位于高压腔内。

7. 室间隔轻增厚，左心室后壁不增厚，搏动幅度增强，呈逆向运动。

8. CDFI：右心室流出道、肺动脉瓣口、肺动脉主干内收缩期充满蓝色为主镶嵌血流；负向高速射流，流速（V）____m/s，压差（PG）____mmHg（根据 PG 分轻、中、重度）。室水平见红蓝双向过隔血流或蓝色过隔血流。

9. 组织多普勒：二尖瓣环水平室间隔基底段 Em>Am 或 Em<Am。Vs：____cm/s，Va：____cm/s，Ve：____cm/s，Ve/Va>1。

超声提示：先天性心脏病，右心室双腔心合并室间隔缺损。

【永存左上腔静脉】

常与其他先天性畸形同时存在。

各项测值及描述同上，不同点：

1. 左心室长轴切面见左心房室沟处冠状静脉窦明显增宽，呈圆形或椭圆形，非标准四腔心切面可见增宽的冠状静脉窦汇入右心房。

2. 胸骨上窝探查：见降主动脉左侧管状回声结构，CDFI

示其内可见向心性蓝色血流充盈,引流入冠状静脉窦。亦可见降主动脉左侧管状回声结构内向心性蓝色血流经左无名静脉引流入右心房。亦可经冠状(静脉)窦-左心房窗或直接进入左心房。

超声提示: *先天性永存左上腔静脉。*

* 看到左心房室沟处冠状静脉窦明显增宽(>8~10mm)要考虑本病。但一定要注意和降主动脉进行鉴别。

【冠状动脉起源异常】

各项测值及描述同上,不同点:

1. 大血管短轴切面探查不到左或右冠状动脉开口于主动脉窦。

2. 冠状动脉起源于主动脉畸形,左冠状动脉起源于主动脉右窦,左前降支、左回旋支起源于右冠状动脉。

3. 冠状动脉起源于肺动脉畸形,左冠状动脉起源于肺动脉,右冠状动脉起源于肺动脉,或左、右冠状动脉均起源于肺动脉,左冠状动脉分支起源于肺动脉。

4. CDFI:可见源于肺动脉侧壁的五色镶嵌的血流信号。频谱多普勒在肺动脉内记录到源于肺动脉侧壁的双期连续性低速湍流。

超声提示: *先天性冠状动脉起源异常。*

【冠状动脉瘘】

各项测值及描述同上,不同点:

1. 左心室长轴切面可见右冠状动脉明显增宽、上行。

2. 大血管短轴切面见左或右冠状动脉增宽,延续扫查可追踪其走向及其开口处。

3. 冠状动脉迂曲扩张,瘘口所在腔室增大(右心室,右心房、左心室、左心房、肺动脉)。

4. CDFI：迂曲的冠状动脉内可见血流充盈，瘘口处出现五色镶嵌分流束，持续整个心动周期(瘘口在左心室，分流信号仅出现在舒张期)。频谱为双期连续性湍流，收缩期最大分流速度(V)____m/s，压差(G)____mmHg，舒张期最大分流速度(V)____m/s，压差(PG)____mmHg。

5. 组织多普勒：二尖瓣环水平室间隔基底段 Em＞Am 或 Em＜Am。Vs：____cm/s，Va：____cm/s，Ve：____cm/s，Ve/Va＞1。

超声提示：冠状动脉瘘，瘘入右心室(右心房、左心室、左心房、肺动脉)。

【右位心】

镜面右位心

各项测值同上。

1. 心脏大部分位于脊柱右前方，心尖朝向右侧。肝脏位于左侧，脾脏位于右侧，下腔静脉位于脊柱左侧，腹主动脉位于脊柱右侧，心房反位，心室左祥。

2. 其他描述：如未合并其他畸形，则按正常人描述。如合并其他畸形，则按该畸形特征进行描述。

右旋心

心脏大部分位于脊柱右前方，心尖朝向左前方。肝脏位于右侧，脾脏位于左侧，下腔静脉位于脊柱右侧，腹主动脉位于脊柱左侧，心房正位，心室右祥(或左祥，此时常合并左位型大动脉转位)。

右旋心常合并多种心内复杂畸形，尤其与无脾综合征及多脾综合征有着特殊关系。

第三节　主动脉疾病

【主动脉狭窄】

各项测值同上。

1．心房正位，心室右袢，大动脉位置及连接关系正常，左（右）位主动脉弓。

2．左心房、左心室大小正常或增大，右心房、右心室大小正常。

3．主动脉瓣下狭窄：主动脉瓣下线状薄膜回声，中间留有交通口。亦可见主动脉瓣下局限性肌纤维性管型狭窄。

主动脉瓣狭窄：主动脉瓣叶回声增强，开放受限，呈倒八字形。其他切面所见请看相应部分。

主动脉瓣上狭窄：主动脉瓣上线状薄膜回声，中间可见交通口或偏心状，或主动脉窦管处至无名动脉之间见一处环形狭窄，升主动脉变细，或主动脉窦管处至无名动脉之间管腔全程变细。

4．余瓣膜形态及运动未见异常。

5．室间隔与左心室后壁增厚，搏动幅度增强，呈逆向运动。

6．CDFI：收缩期升主动脉内充满镶嵌血流，狭窄处可见细束五彩镶嵌血流通过，流速明显增快，流速（V）＿＿m/s，压差（PG）＿＿mmHg。瓣下狭窄者左心室流出道内见细束五彩镶嵌血流束，流速（V）＿＿m/s，压差（PG）＿＿mmHg，频谱为突然加速血流。升主动脉内细束五彩血流，流速（V）＿＿m/s，压差（PG）＿＿mmHg（或正常）。

7. 组织多普勒：二尖瓣环水平室间隔基底段 Em＞Am 或 Em＜Am。Vs：＿＿＿cm/s，Va：＿＿＿cm/s，Ve：＿＿＿cm/s，Ve/Va＞1。

超声提示： *先天性心脏病，主动脉狭窄。*

【先天性主动脉瓣二瓣化、四瓣化】

各项测值同上。

1. 左心房、左心室增大，右心大小正常（或心脏各房室大小正常）。

2. 房室间隔连续完整，动脉导管未见开放。

3. 大血管短轴切面圆形主动脉内仅见两个主动脉瓣，开放呈鱼口状，关闭呈一字形，偏心状，呈横列式或斜列式。或见四个瓣、或三个瓣大小不等，增厚，回声增强，粘连，开放受限，关闭不严。

4. 左冠状动脉从左冠窦发出，右冠状动脉从右冠窦发出。

5. 余瓣膜解剖形态及运动未见异常。

6. 室间隔与左心室后壁增厚，搏动幅度增强，呈逆向运动。

7. CDFI：收缩期主动脉内可见蓝色镶嵌血流，流速（V）＿＿＿m/s，压差（PG）＿＿＿mmHg。舒张期左心室流出道内可见源于主动脉瓣口的红色稍花血流束，面积＿＿＿cm^2，流速（V）＿＿＿m/s。

8. 组织多普勒：二尖瓣环水平室间隔基底段 Em＞Am 或 Em＜Am。Vs：＿＿＿cm/s，Va：＿＿＿cm/s，Ve：＿＿＿cm/s，Ve/Va＞1。

超声提示： *先天性心脏病，主动脉瓣二瓣化（四瓣化），合并主动脉瓣狭窄，轻度反流。*

【主动脉缩窄(导管前型、平行导管型、导管后型)】

各项测值同上。

1．心房正位，心室右袢，左位主动脉弓。

2．左心房、左心室正常(增大)，左心室壁增厚 mm，右心房、右心室大小正常。

3．胸骨上窝切面：主动脉长轴可见主动脉峡部内径明显变细，内径____mm，长度____mm。其远端增宽内径____mm，主动脉近端(弓部)内径____mm。

隔膜型狭窄：动脉内可见线状强回声。

管性狭窄：内膜增厚呈细管状。

4．各瓣膜解剖形态及运动未见异常。

5．室间隔与左心室后壁增厚，搏动幅度增强，呈逆向运动。

6．CDFI：收缩期主动脉峡部狭窄段血流束变细，呈五色镶嵌状；脉冲多普勒取样容积由狭窄近端向远端滑行，血流速度增快；连续多普勒呈填充状，峰值后移，射血时间延长，流速(V)____m/s，压差(PG)____mmHg。腹主动脉收缩期流速减低，舒张期可见湍流。

7．组织多普勒：二尖瓣环水平室间隔基底段 Em>Am 或 Em<Am。Vs：____cm/s，Va：____cm/s，Ve：____cm/s，Ve/Va>1。

超声提示：先天性心脏病，主动脉缩窄。

＊如果合并动脉导管未闭则根据动脉导管的位置再确定是哪一型缩窄。

【主动脉弓离断】

各项测值同上。

1．心房正位，心室右袢，左位主动脉弓。左心房、左心室正常（增大）。

2. 胸骨上窝主动脉弓长轴切面：升主动脉及主动脉弓部与降主动脉之间失去连续性，在连续性中断部位的近端，主动脉弓内径逐渐变细，形成盲端。

A 型：主动脉弓在左锁骨下动脉的远端与降主动脉连续中断，主肺动脉明显增宽，降主动脉通过未闭的动脉导管与肺动脉相连。

B 型：主动脉弓于左颈总动脉与左锁骨下动脉之间出现连续中断，而降主动脉从肺动脉发出，降主动脉发出的水平在左锁骨下动脉的下方。

C 型：主动脉弓于左颈总动脉与无名动脉之间出现连续中断。

连续性的主动脉弓离断，可显示其条索状回声，但离断近端与远端之间无管腔结构。

3. 各瓣膜解剖形态及运动未见异常。

4. 常合并大的室间隔缺损，室间隔连续中断＿＿mm。

5. 室间隔与左心室后壁增厚，搏动幅度增强，呈逆向运动。

6. CDFI：升主动脉与降主动脉之间血流信号中断，探查不到血流频谱。从主肺动脉经较粗的 PDA 进入降主动脉的血流一般呈层流，色彩为蓝色，速度（V）＿＿m/s，压差（PG＿＿mmHg。若降主动脉内径较细，肺动脉明显增宽，而肺动脉内的血流需通过 PDA 进入降主动脉，降主动脉的血流速度增快，呈五色镶嵌状，连续多普勒呈填充状射流，速度（V）＿＿m/s，压差（PG）＿＿mmHg。室水平可见五色镶嵌状的双向分流，左向右分流速度（V）＿＿m/s，压差

(PG)____mmHg,右向左分流速度(V)____m/s,压差(PG)____mmHg。

7. 组织多普勒:二尖瓣环水平室间隔基底段 Em>Am 或 Em<Am。Vs:____cm/s, Va:____cm/s, Ve:____cm/s, Ve/Va>1。

超声提示: 先天性心脏病,主动脉弓离断(A/B/C型),合并室间隔缺损。

* 二维超声对本病可做出提示性诊断,如需进一步确诊可行心血管造影证实。

【主动脉冠状窦瘤形成(未破型,以右冠状窦瘤为例)】

各项测值同上。

1. 窦瘤未破型心脏各房室腔大小、形态正常。

2. 主动脉根部内径增宽,振幅正常。大血管短轴及左心室长轴切面见主动脉右冠窦变薄,呈囊袋状膨向右心室流出道,膨出深度为____mm(应大于10mm),基底部宽为____mm,壁菲薄,顶端未见破口。

3. 各瓣膜解剖形态及运动未见异常。

4. 室间隔及左心室后壁不厚,搏动幅度正常。

5. 房、室间隔连续完整。

6. CDFI:各房室腔未见异常血流信号。若合并主动脉瓣反流,则舒张期左心室流出道内见源于主动脉瓣口的红色花彩血流束,面积____cm^2,速度(V)____m/s。

7. 组织多普勒:二尖瓣环水平室间隔基底段 Em>Am 或 Em<Am。Vs:____cm/s, Va:____cm/s, Ve:____cm/s, Ve/Va>1。

超声提示: 主动脉右冠窦瘤形成。合并主动脉瓣轻度反流。

【主动脉冠状窦瘤破裂(以右冠状窦瘤破裂为例)】

各项测值同上。

1. 右心室增大，左心室增大，左心房轻增大或正常。

2. 主动脉根部内径增宽，振幅增强。大血管短轴及左心室长轴切面见主动脉右冠窦变薄，呈囊袋状向右心房或右心室或右心室流出道膨出，膨出深度为____mm，基底部宽为____mm，随血流呈"风袋样"飘动，顶端可见破口，直径为____mm。

3. 各瓣膜解剖形态及运动未见异常。

4. 室间隔及左心室后壁厚度正常，搏动幅度增强。

5. 房、室间隔连续完整。如合并室间隔缺损，则于主动脉瓣下可见室间隔膜部连续中断____mm。

6. CDFI：右心室流出道内可见红色花彩血流束源于右冠窦瘤破裂口，频谱呈双期连续性湍流，收缩期最大分流速度(V)____m/s，压差(G)____mmHg，舒张期最大分流速度(V)____m/s，压差(PG)____mmHg。舒张期左心室流出道内见源于主动脉瓣口的红色花彩血流束，面积____cm^2，流速(V)____m/s。

7. 组织多普勒：二尖瓣环水平室间隔基底段 Em>Am 或 Em<Am。Vs：____cm/s，Va：____cm/s，Ve：____cm/s，Ve/Va>1。

超声提示：主动脉右冠窦瘤破裂破入右心室流出道(右心室)，主动脉瓣轻(中度)反流。

* 如无冠状窦瘤破入右心房或室间隔：右心房明显增大。大血管短轴切面见主动脉无冠窦变薄，外膨，呈囊袋状向右心房膨出，膨出深度为____mm，基底部宽为____mm。顶端可见破口，直径为____mm。若破入室间隔则室间隔分离，呈囊状。

　　* 如左冠状窦瘤破入左心房：左心房明显增大。大血管短轴切面见主动脉左冠窦变薄，外膨，呈囊袋状向左房肺结构方向膨出，膨出深度为＿＿mm，基底部宽为＿＿mm。顶端可见破口，直径为＿＿mm。

　　【主动脉夹层动脉瘤形成（DeBakey I 型）】
　　各项测值同上。

　　1. 左心室明显增大，左心房轻大，或心脏各房室腔大小、形态正常。

　　2. 主动脉根部内径明显增宽，升主动脉内见一膜样物飘摆（剥脱范围较大，膜样物可厚薄不均），将主动脉分隔成真腔和假腔，真腔内径＿＿mm，假腔内径＿＿mm，剥脱占＿＿%。膜上可见破口，直径为＿＿mm，距离主动脉瓣环＿＿mm。

　　3. 各瓣膜解剖形态及运动未见异常。

　　4. 肺动脉内径增宽。

　　5. 室间隔及左心室后壁厚度正常，搏动幅度增强，两者呈逆向运动。

　　6. 房、室间隔连续完整。

　　7. 左心室壁向心收缩良好，未见室壁节段性运动异常。

　　8. 胸骨上窝探查：于主动脉弓内可见膜样物飘摆，假腔大，真腔小。降主动脉瘤样增宽，内可见膜样物飘摆。

　　9. 腹主动脉探查：腹主动脉内膜增厚，腹主动脉自出膈肌后管腔内即可见膜样物飘摆，膜样物厚薄不均，有时可见钙化。延续扫查内膜剥脱可直至髂外动脉水平。

　　10. CDFI：主动脉夹层真腔内血流鲜艳，假腔内血流暗淡。破口处可见五色镶嵌血流束,流速(V)____m/s,压差(PG)____mmHg。舒张期左心室流出道内可见源于主动脉瓣口的红色镶嵌血流束,面积____cm²,流速(V)____m/s。

11. 组织多普勒:二尖瓣环水平室间隔基底段 Em>Am 或 Em<Am。Vs:____cm/s,Va:____cm/s,Ve:____cm/s,Ve/Va>1。

超声提示:*主动脉夹层动脉瘤形成(DeBakeyⅠ型),主动脉瓣受累伴反流(或未受累)。*

【主动脉夹层动脉瘤形成(DeBakeyⅡ型),假腔内无或充满血栓】

各项测值同上。

1. 心脏各房室腔大小、形态正常。

2. 主动脉根部内径增宽,升主动脉内径明显增宽(mm),主动脉瓣正常。于主动脉瓣上____mm 处可见内膜剥脱,破口为____mm,真腔内径____mm,假腔内径 mm。假腔内无或充满血栓回声。

3. 胸骨上窝探查:升主动脉远端及主动脉弓内径为____mm,腔内可见内膜剥脱,向下延伸至无名动脉后近左颈总动脉起始处,主动脉峡部及降主动脉内未见内膜剥脱,内径基本正常。

4. 剑突下探查:腹主动脉内未见内膜剥脱。

5. 各瓣膜解剖形态及运动未见异常。

6. 室间隔及左心室后壁厚度正常,振幅增强或正常。

7. 房、室间隔连续完整。

8. CDFI:升主动脉真腔内血流鲜艳,假腔内血流暗淡,若合并血栓则假腔内见少许或始终未见血流信号。各瓣口血流频谱及彩色血流正常。或舒张期左心室流出道内可见源于主动脉瓣口的红色镶嵌血流束,面积____cm²,流速(V)____m/s。

9. 组织多普勒:二尖瓣环水平室间隔基底段 Em>Am 或 Em<Am。Vs:____cm/s,Va:____cm/s,Ve:____cm/s,Ve/Va>1。

超声提示: 主动脉夹层动脉瘤形成(DeBakey Ⅱ型)。或合并主动脉瓣轻度反流。

【主动脉夹层动脉瘤形成(DeBakey Ⅲ型)】

各项测值同上。

1. 心脏各房室腔大小、形态正常。

2. 胸骨上窝探查或经食管超声(TEE)检查:主动脉弓降部发出左锁骨下动脉之后(距门齿____mm)胸主动脉增宽,内径____mm,腔内见主动脉内膜剥脱(如清晰显示破口则破口为____mm),该膜样物飘摆明显,若假腔内充满血栓则飘摆不明显。向下见假腔逐渐增宽(或真腔),距门齿____mm 处,真腔内径____mm,假腔内径____mm。假腔内舒张期可见蓝色暗淡血流信号,真腔内收缩期见红色鲜艳血流。若假腔内充满弱回声,未见血流充盈,考虑血栓形成。

3. 腹主动脉探查:腹主动脉上段内径轻增宽,其内可见膜样物飘浮,膜样物回声强弱不等,厚薄不均,将腹主动脉分隔成真腔和假腔。

4. 升主动脉及主动脉弓内未见内膜剥脱。

超声诊断: 主动脉夹层动脉瘤形成(DeBakey Ⅲ型)。

* 经食管超声(TEE)检查:① DeBakey Ⅰ型主动脉腔内剥脱之内膜从升主动脉 - 胸主动脉 - 腹主动脉均可见,飘

摆明显。横切时可清晰显示真假腔的大小及假腔内是否形成血栓。剥脱的内膜破口也更易见,尤其是多破口者更加受益。② DeBakey Ⅱ型者仅于升主动脉内探及内膜剥脱,胸主动脉段未见剥脱的内膜。③ DeBakey Ⅲ型者则在升主动脉内看不到剥脱的内膜,仅于胸主动脉内探及内膜剥脱,向下延至膈肌以下。主动脉胸降段有时短轴见剥脱的内膜呈环套环状,长轴可见两条膜状物飘摆斜行走向,此时说明内膜剥离范围较广。

【马方综合征】

各项测值同上。

1. 左心房、左心室扩大,右心室、右心房正常。

2. 主动脉根部内径增宽,升主动脉呈瘤样扩张,最宽处内径____mm,胸骨上窝探查主动脉弓内径恢复正常____mm,降主动脉起始段内径____mm。

3. 主动脉瓣无增厚,开放正常,关闭明显不严。或主动脉瓣右、无冠瓣发育较长,舒张期体部脱向左心室流出道侧,致瓣口关闭不严。

4. 余瓣膜解剖形态及运动未见异常。

5. 房、室间隔连续完整。

6. 室间隔及左心室后壁厚度正常,振幅增强。

7. CDFI:舒张期左心室流出道内见源于主动脉瓣口的红色花彩血流,面积____cm^2,流速(V)____m/s,压差(PG)____mmHg。收缩期左心房内见源于二尖瓣口的蓝色花彩血流,面积____cm^2,流速(V)____m/s,压差(PG)____mmHg。

8. 组织多普勒:二尖瓣环水平室间隔基底段 Em>Am 或

Em<Am。Vs:____cm/s,Va:____cm/s,Ve:____cm/s,Ve/Va>1。

超声提示:马方综合征,或合并主动脉瓣脱垂,主动脉瓣反流(轻、中、重度),二尖瓣轻度反流(相对性)。

【川崎病】

各项测值同上。

1.心脏各房室腔大小、形态正常。

2.主动脉根部内径正常,振幅正常。

3.各瓣膜解剖形态及运动未见异常。

4.肺动脉内径正常。

5.室间隔及左心室后壁厚度及搏动幅度正常,两者呈逆向运动。

6.房、室间隔连续完整。

7.左心室壁向心收缩良好,未见室壁节段性运动异常。

8.大血管短轴切面:左冠状动脉起始段主干内径____mm,远端及前降支呈瘤样明显增宽,内径____mm,长度约____mm,动脉瘤壁可毛糙、增厚,厚度____mm。右冠状动脉起始段或近中、远段均明显增宽,内径____mm,长度约____mm。

9.CDFI:各瓣口血流频谱及彩色血流正常。舒张期冠状动脉瘤内血流充盈欠佳,可探及舒张期血流频谱,流速约为____m/s。

10.组织多普勒:二尖瓣环水平室间隔基底段 Em>Am或 Em<Am。Vs:____cm/s,Va:____cm/s,Ve:____cm/s,Ve/Va>1。

超声提示:左(右)冠状动脉增宽(或囊状扩张),考虑(符合)川崎病。

第四节 瓣 膜 疾 病

【风湿性心脏病,二尖瓣狭窄】

各项测值同上。

1. 左心房扩大(不同程度),右心室轻大,左心室、右心房正常。

2. 主动脉根部内径正常,振幅减低。

3. 二尖瓣前后叶增厚(常以瓣尖为著),回声增强,粘连,腱索增粗。瓣叶开放受限,开放直径____cm,面积____cm²。瓣环前后径____mm,左右径____mm。

4. M型二尖瓣前后叶开放幅度减低,二尖瓣前叶EF斜率减慢,A峰消失,呈"城墙样"改变,前后叶呈同向运动。

5. 余瓣膜解剖形态及运动未见异常。

6. 房、室间隔连续完整。

7. 室间隔及左心室后壁厚度正常,搏动振幅正常。

8. 肺动脉主干及左、右肺动脉内径增宽。

9. CDFI:舒张期二尖瓣口见红色镶嵌血流束,频谱为高速射流,流速(V)____m/s,压差(PG)____mmHg。收缩期右心房内可见源于三尖瓣口的蓝色镶嵌血流,面积____cm²,流速(V)____m/s,压差(PG)____mmHg,TI法估测肺动脉收缩压(SPAP)____mmHg。

10. 组织多普勒:二尖瓣环水平室间隔基底段Em>Am或Em<Am。Vs:____cm/s,Va:____cm/s,Ve:____cm/s,Ve/Va>1。

超声提示:风湿性心脏病,二尖瓣轻(中、重)度狭窄,三尖瓣相对轻(中)度反流,肺动脉压正常(轻度增高)。

【风湿性心脏病,二尖瓣狭窄,主动脉瓣受累伴反流】

各项测值同上。

1. 左心房扩大,右心室轻大,左心室、右心房正常。

2. 主动脉根部内径正常,振幅减低。

3. 二尖瓣前后叶增厚,回声增强,粘连,腱索增粗,开放受限,开放直径____cm,面积____cm^2。瓣环前后径____mm,左右径____mm。M 型二尖瓣前后叶开放幅度减低,二尖瓣前叶 EF 斜率减慢,A 峰消失,呈"城墙样"改变,前后叶呈同向运动。主动脉瓣稍厚,回声略强,开放正常,关闭欠严。

4. 余瓣膜解剖形态及运动未见异常。

5. 房、室间隔连续完整。

6. 室间隔及左心室后壁厚度正常,振幅正常。

7. 肺动脉内径增宽。

8. CDFI:舒张期二尖瓣口见红色镶嵌血流束,频谱为高速射流,流速(V)____m/s,压差(PG)____mmHg。收缩期左心房内可见源于二尖瓣口的蓝色镶嵌血流,面积____cm^2,流速(V)____m/s。五腔心切面舒张期左心室流出道内可见源于主动脉瓣口的红色镶嵌血流束,面积____cm^2,流速(V)____m/s。收缩期右心房内可见源于三尖瓣口的蓝色镶嵌血流,面积____cm^2,流速(V)____m/s,压差(PG)____mmHg,TI 法估测 SPAP____mmHg。

9. 组织多普勒:二尖瓣环水平室间隔基底段 Em>Am 或 Em<Am。Vs:____cm/s,Va:____cm/s,Ve:____cm/s,Ve/Va>1。

超声提示:风湿性心脏病,二尖瓣轻(中、重)度狭窄,伴轻度反流。主动脉瓣受累伴轻度反流,三尖瓣相对轻

（中）度反流，肺动脉压正常（轻度增高）。

【风湿性心脏病，联合瓣膜病，二尖瓣狭窄伴反流，主动脉瓣狭窄伴反流，三尖瓣反流，肺动脉高压，左心房（左心耳）血栓形成】

各项测值同上。

1. 左心房增大，左心室、右心室增大，右心房正常（轻大）。

2. 主动脉根部内径正常，振幅正常。主动脉瓣增厚，回声增强，粘连，钙化，开放受限，关闭不严。瓣环前后径____mm，左右径____mm。

3. 二尖瓣前后叶增厚，回声增强，粘连，钙化，开放受限，开放直径____cm，面积____cm²，关闭不严。瓣环前后径____mm，左右径____mm。

4. 余瓣膜解剖形态及运动未见异常。

5. 房、室间隔连续完整。

6. 室间隔及左心室后壁厚度正常（如主动脉瓣狭窄中度以上则左心室壁增厚），搏动幅度略强（正常）。

7. CDFI：舒张期二尖瓣口见红色镶嵌血流束，频谱为高速射流，流速（V）____m/s，压差（PG）____mmHg。收缩期左心房内见源于二尖瓣口的蓝色镶嵌血流，面积____cm²，流速（V）____m/s，压差（PG）____mmHg。收缩期主动脉内充满蓝色血流镶嵌，频谱为高速射流，流速（V）____m/s，平均压差（PG）____mmHg。舒张期左心室流出道内见源于主动脉瓣口的红色镶嵌血流，面积____cm²，流速（V）____m/s，压差（PG）____mmHg。收缩期右心房内见源于三尖瓣口的蓝色镶嵌血流，面积____cm²，流速（V）____m/s，压差（PG）

____mmHg, TI 法估测 SPAP____mmHg。

8. 左心房内见____mm ×____mm 的低回声（或弱回声、等回声、高回声）团块状附着于左心房顶壁或侧壁，团块边界较清晰，无蒂，附着较宽，内部回声较均匀或不均，后方回声无衰减，与房壁运动同步。

9. 组织多普勒：二尖瓣环水平室间隔基底段 Em>Am 或 Em<Am。Vs:____cm/s, Va:____cm/s, Ve:____cm/s, Ve/Va>1。

10. 经食管超声心动图（TEE）检查：左心耳或左心房某部出现 1～2 块低回声或高回声团，大小____mm ×____mm（面积____cm^2），附着于房壁，边界较清晰，形态规则（不规则），无蒂，内部回声较均匀或见强回声，后方回声无衰减，随房壁运动而动。

11. 三维超声：二尖瓣叶增厚，开口呈"小鱼口状"，形态不规则或欠规则。主动脉瓣增厚，回声增强，开放受限呈"小三角形"。左心房内见异常强回声团（一块或多块），附着于左心房壁某处。

超声提示：风湿性心脏病，联合瓣膜病，二尖瓣轻（中、重）度狭窄，伴轻（中）度反流；主动脉瓣轻（中、重）度狭窄，伴轻（中）度反流；三尖瓣相对性轻（中）度反流。肺动脉高压形成（轻、中、重度）。左心房（左心耳）内血栓形成（可多发）。

【风湿性心脏病，主动脉瓣狭窄伴反流】

参见上述联合瓣膜病内容。

【瓣膜退行性病变】

各项测值同上。

1. 各心腔内径正常范围或左心扩大，余腔室大小正常。

2．主动脉根部内径正常或略增宽，V波圆隆，重搏波消失。主动脉瓣（无、左、右冠瓣）回声增强，不均匀增厚，尤其是瓣环处，呈强回声斑、团样，大小：____mm×____mm，主动脉瓣开放正常，对合不良。

3．二尖瓣前叶（或后叶）瓣环处见强回声斑、团，大小：____mm×____mm。瓣尖或体根部回声增强，不均匀增厚，开放正常，瓣叶对合欠佳（或不良，出现裂隙）。

4．余瓣膜解剖形态及运动未见异常。

5．肺动脉内径正常。

6．房、室间隔连续完整。

7．室间隔与左心室后壁厚度正常，搏动幅度正常／增强。

8．左心室壁向心运动协调。

9．CDFI：收缩期左心房内见源于二尖瓣的蓝色镶嵌血流，面积____cm²，流速（V）____m/s，压差（PG）____mmHg；舒张期左心室流出道内见源于主动脉瓣红色镶嵌血流束，面积____cm²，流速（V）____m/s，压差（PG）____mmHg。

10．组织多普勒：二尖瓣环水平室间隔基底段 Em>Am 或 Em<Am。Vs：____cm/s，Va：____cm/s，Ve：____cm/s，Ve/Va>1。

超声提示： 主动脉硬化，二尖瓣或主动脉瓣反流（轻度）；或主动脉瓣狭窄伴反流（轻、中度），考虑老年退行性改变。

＊诊断本病一定要考虑年龄因素，有无高血压病史、冠心病史。

【二尖瓣脱垂】

各项测值同上。

1．心脏各房室大小正常。或左心房、左心室轻度增大，右心房、右心室正常。

2. 主动脉根部内径正常,振幅正常。

3. 二尖瓣前或后叶发育较长(或冗长),收缩期瓣尖或体部脱向左心房侧,超过瓣环水平＿＿mm。M 型二尖瓣前叶 C-D 段后移,呈"吊床样"改变(曲线最低点与 C、D 连线间距离 >＿＿mm)。瓣环前后径＿＿mm,左右径＿＿mm。

4. 余瓣膜解剖形态及运动未见异常。

5. 房、室间隔连续完整。

6. 室间隔及左心室后壁厚度正常,搏动幅度正常／增强。

7. CDFI:收缩期左心房内见源于二尖瓣口的偏心性蓝色镶嵌血流,面积＿＿cm²,流速(V)＿＿m/s,压差(PG)＿＿mmHg,沿左心房后壁或沿房间隔方向走行。

8. 经食管超声(TEE):收缩期二尖瓣前叶(A1、A2、A3)/ 后叶(P1、P2、P3)脱向左心房侧,超过二尖瓣环水平约＿＿mm。

9. 组织多普勒:二尖瓣环水平室间隔基底段 Em>Am 或 Em<Am。Vs:＿＿cm/s,Va:＿＿cm/s,Ve:＿＿cm/s,Ve/Va>1。

超声提示:二尖瓣前(后)叶轻(中、重)度脱垂,致二尖瓣轻(中、重)度反流。

* 二维超声测量:二尖瓣前叶瓣环至瓣尖连线与脱垂处垂直距离要 >4mm。M 型二尖瓣前叶 C-D 段后移,呈"吊床样"改变(曲线最低点与 C、D 连线间距离 >2mm)。吊床样改变不是必须出现的。

* 反流束沿左心房后壁走行者多考虑二尖瓣前叶脱垂;沿房间隔或左心房前壁方向走行,多考虑二尖瓣后叶脱垂。

【二尖瓣脱垂伴腱索断裂】

各项测值同上。

1. 左心房、左心室增大,右心房、右心室正常。

2. 主动脉根部内径正常,搏动幅度正常或略强。

3. 二尖瓣前叶(或后叶)收缩期瓣尖或体部脱向左心房侧,超出瓣环水平____mm,瓣尖可见强回声条索样物,活动度较大,随瓣叶运动飘摆于左心房与左心室之间,呈"连枷样"运动,即收缩期瓣叶及腱索摆入左心房,舒张期瓣叶及腱索摆入左心室流入道,瓣口关闭不严。

4. M 型:二尖瓣前叶腱索断裂:收缩期 C-D 段出现"吊床样"改变。舒张期前叶活动度增大,E 峰可抵达室间隔,见粗大震颤波,收缩期前叶过度接近左心房壁。

5. 余瓣膜解剖形态及运动未见异常。

6. 房、室间隔连续完整。

7. 室间隔及左心室后壁厚度正常,搏动幅度代偿性增强或正常。

8. CDFI:收缩期左心房内见源于二尖瓣口的偏心性蓝色镶嵌血流束,沿左心房后壁或沿房间隔方向走行,面积____cm^2,流速(V)____m/s,压差(PG)____mmHg。收缩期右心房内可见源于三尖瓣口的蓝色镶嵌血流,面积____cm^2,流速(V)____m/s,压差(PG)____mmHg,TI 法估测肺动脉收缩压(SPAP)____mmHg。

9. 组织多普勒:二尖瓣环水平室间隔基底段 Em>Am 或 Em<Am。Vs:____cm/s,Va:____cm/s,Ve:____cm/s,Ve/Va>1。

超声提示:二尖瓣前(后)叶轻(中、重)度脱垂伴腱索断裂,二尖瓣轻(中、重)度反流。

【主动脉瓣脱垂】

各项测值同上。

1. 左心室增大,左心房稍大,右心大小正常。

2. 主动脉根部内径正常或增宽,搏动幅度正常或增强,升主动脉内径正常或扩张＿＿mm。

3. 主动脉瓣为三个瓣叶,右(左、无)冠瓣发育较长,稍厚,舒张期脱向左心室流出道,超过主动脉瓣环连线＿＿cm,致瓣对合不严,严重者主动脉瓣似呈连枷样运动。

4. 余瓣膜解剖形态及运动未见异常。

5. 房、室间隔连续完整。

6. 室间隔与左心室后壁厚度正常,搏动幅度正常或增强,向心运动协调。

7. CDFI:舒张期左心室流出道内见源于主动脉瓣口的红色镶嵌血流束,面积＿＿cm^2,流速(V)＿＿m/s,压差(PG)＿＿mmHg。

8. 组织多普勒:二尖瓣环水平室间隔基底段 Em>Am 或 Em<Am。Vs:＿＿cm/s, Va:＿＿cm/s, Ve:＿＿cm/s, Ve/Va>1。

超声提示:主动脉瓣右(左、无)冠瓣脱垂,致主动脉瓣轻(中、重)度反流。

*反流束沿二尖瓣前叶方向走行可考虑右冠瓣脱垂;反流束朝向室间隔方向走行考虑无冠瓣脱垂。

【感染性心内膜炎,主动脉瓣赘生物形成】

各项测值同上。

1. 左心室、左心房增大,右心房、右心室大小正常。

2. 主动脉根部内径增宽,主动脉右(无或左)冠瓣上可见强回声附着(一块或多块),大小不等,其中较大者大小约为_____mm×_____mm,随瓣叶飘摆于左心室流出道与主动脉之间,主动脉瓣呈连枷样运动。

3. M 型:见二尖瓣前叶舒张期细震颤(+)。余瓣膜解剖形态及运动未见异常。

4. 房、室间隔连续完整。

5. 室间隔及左心室后壁厚度正常,搏动幅度略强。

6. CDFI:舒张期左心室流出道内见源于主动脉瓣口的红色镶嵌血流,面积_____cm^2,流速(V)_____m/s,压差(PG)_____mmHg,反流束呈偏心性,沿二尖瓣前叶方向走行(或沿室间隔方向走行)。

7. 组织多普勒:二尖瓣环水平室间隔基底段 Em>Am 或 Em<Am。Vs:_____cm/s,Va:_____cm/s,Ve:_____cm/s,Ve/Va>1。

超声提示:*感染性心内膜炎,主动脉瓣赘生物形成,致主动脉瓣轻(中、重)度反流。*

*M 型二尖瓣前叶出现舒张期细震颤(+)说明主动脉瓣右冠瓣病变,反流束沿二尖瓣前叶方向走行。若反流束沿室间隔方向走行则考虑无冠瓣病变所致。

【二尖瓣赘生物形成】

各项测值同上。

1. 左心室、左心房增大,右心室、右心房大小正常。

2. 主动脉根部内径正常,振幅正常或略强。

3. 二尖瓣前叶(或后叶)瓣尖部可见强回声团附着,形态不规则,大小约为_____mm×_____mm,呈蓬草样(团块样、息肉样、绒毛絮样),边界模糊或清晰,附着于瓣膜心房面;随同二尖瓣瓣叶摆动或活动度较大。

4. 余瓣膜解剖形态及运动未见异常。

5. 房、室间隔连续完整。

6. 室间隔及左心室后壁厚度正常,搏动幅度略强。

7. CDFI: 收缩期左心房内见源于二尖瓣口的蓝色镶嵌血流,面积____cm^2,流速(V)____m/s,压差(PG)____mmHg。二尖瓣口流速加快。

8. 组织多普勒:二尖瓣环水平室间隔基底段 Em>Am 或 Em<Am。Vs:____cm/s, Va:____cm/s, Ve:____cm/s, Ve/Va>1。

超声提示: 感染性心内膜炎,二尖瓣赘生物形成,致二尖瓣轻(中、重)度反流。

* 关于反流束方向与病变瓣膜的关系参见二尖瓣脱垂部分。

* 若合并腱索断裂则病变二尖瓣叶呈连枷样运动,即收缩期瓣叶及腱索摆入左心房,舒张期瓣叶及腱索摆至左心室流入道。

第五节　心　肌　病

【扩张型心肌病】

各项测值同上。

1. 左心房、左心室明显增大,右心房、右心室增大或全心增大。

2. 主动脉根部内径正常,搏动幅度减低,重搏波消失。主动脉瓣开放幅度减低。

3. M 型:二尖瓣开放相对小,呈"钻石样"改变,左心室呈"大心腔,小瓣口",EPSS 增大为____mm,左心室流出道增宽为____mm。

4. 各瓣膜解剖形态及运动未见器质性改变。

5. 肺动脉内径增宽。

6. 房、室间隔连续完整。

7. 室间隔及左心室后壁厚度正常或相对变薄,室壁运动弥漫性减弱。

8. 如合并血栓则:左心室心尖部可见低/等/高回声附着,宽基底,随室壁运动而动。

9. CDFI:二尖瓣频谱 E 峰高尖,A 峰小或消失;各房室瓣口血流暗淡。收缩期左心房内见源于二尖瓣口的蓝色镶嵌血流,面积＿＿＿cm²,流速(V)＿＿＿m/s。收缩期右心房内见源于三尖瓣口的蓝色镶嵌血流,面积＿＿＿cm²,流速(V)＿＿＿m/s,压差(PG)＿＿＿mmHg,TI 法估测肺动脉收缩压(SPAP)＿＿＿mmHg。

10. 组织多普勒:二尖瓣环水平室间隔基底段搏动幅值减低,Em>Am 或 Em<Am。Vs:＿＿＿cm/s,Va:＿＿＿cm/s,Ve:＿＿＿cm/s,Ve/Va>或<1。

超声提示:扩张型心肌病,二尖瓣、三尖瓣轻(中)度反流(相对性),左心室双期功能减低。

* EPSS 指二尖瓣 E 峰至室间隔的距离,正常人<10mm。

* 左心室流出道>40mm 为增宽。

【肥厚型梗阻性心肌病】

各项测值同上。

1. 左心房增大,余房室腔大小正常。

2. 主动脉根部内径正常,振幅正常。

3. 左心室长轴切面见室间隔中上部呈团块状明显增厚,回声不均匀,呈"毛玻璃样";左心室后壁不厚或稍厚,两者之比＞1.5∶1,呈非对称性。增厚的室间隔基底段凸向左心室流出道致其狭窄。

4. M 型:主动脉瓣提前关闭现象(+)。二尖瓣前叶与室间隔相撞,SAM 现象(+)。余瓣膜解剖形态及运动未见异常。

5. 房、室间隔连续完整。

6. 左心室短轴乳头肌水平见前外组乳头肌位置前移,后内组乳头肌位置正常或前移,或两者均前移。

7. CDFI:二尖瓣频谱 A 峰＞E 峰;收缩期左心室流出道内充满蓝色镶嵌血流;频谱呈"匕首状",负向流速增快____m/s,压差____mmHg。收缩期左心房内见源于二尖瓣口的蓝色镶嵌血流,面积____cm^2,流速(V)____m/s,压差____mmHg。余瓣口血流频谱及彩色血流正常。

8. 组织多普勒:二尖瓣环水平室间隔基底段 Em＜Am。Vs:____cm/s,Va:____cm/s,Ve:____cm/s,Ve/Va＜1。

超声提示: *肥厚型梗阻性心肌病。二尖瓣轻度反流。*

* 左心室流出道负向流速＞2.5m/s,压差＞25mmHg 方可诊断梗阻。

* 左心室流出道内径＜20mm 为狭窄。

* SAM 征指二尖瓣 C-D 段收缩期前向运动。

【肥厚型非梗阻性心肌病】

各项测值同上。

1. 左心房增大,余房室腔大小正常。

2. 主动脉根部内径正常,振幅正常。

3. 各瓣膜解剖形态及运动未见异常。SAM 现象(-)。

4. 房、室间隔连续完整。

5. 左心室长轴见室间隔增厚,左心室后壁增厚,两者之比 <1.5∶1,基本呈对称性。室间隔回声不均匀,心肌内可见粗大斑点状回声。

6. CDFI:收缩期左心房内见源于二尖瓣口的蓝色镶嵌血流,面积____cm²,流速(V)____m/s。左心室流出道内血流速度正常。

7. 组织多普勒:二尖瓣环水平室间隔基底段 Em>Am 或 Em<Am。Vs:____cm/s, Va:____cm/s, Ve:____cm/s, Ve/Va>1。

超声提示:肥厚型非梗阻性心肌病。合并二尖瓣轻度反流。

【限制型心肌病】

各项测值同上。

1. 左心房、右心房增大,右心室正常,左心室心尖部偏小或缩小,呈"核桃状"。

2. 主动脉根部内径正常,主动脉搏动幅度减低。

3. 肺动脉内径正常。

4. 左心室壁多呈对称性增厚,以左心室心尖部为著。心内膜回声增强。室壁搏动幅度弥漫性减低。

5. 二、三尖瓣可增厚、变形,固定于开放位置,失去关闭功能。余瓣膜解剖形态及运动尚可。

6. 房、室间隔连续完整。

7. CDFI:二尖瓣频谱 E 峰高尖,A 峰小或消失;收缩期左心房内见源于二尖瓣口的蓝色镶嵌血流,面积 cm²,流速(V)____m/s。收缩期右心房内见源于三尖瓣口的蓝色镶嵌血流,面积 cm²,流速(V)____m/s,压差(PG)____mmHg,TI 法估测肺动脉收缩压(SPAP)____mmHg。

8. 组织多普勒：二尖瓣环水平室间隔基底段 Em<Am。Vs：____cm/s，Va：____cm/s，Ve：____cm/s，Ve/Va>1。

超声提示：限制型心肌病，二尖瓣、三尖瓣轻（中）度反流。

*诊断本病要注意要和缩窄性心包炎鉴别。

【继发性心肌病】

各项测值同上。

1. 左心室、左心房增大或左心室增大或左心房增大，右心房、右心室正常或增大。

2. 主动脉根部内径正常，搏动幅度正常，重搏波存在。

3. 各瓣膜解剖形态及运动未见异常。EPSS 可增大。

4. 肺动脉内径正常或增宽。

5. 房、室间隔连续完整。

6. 室间隔及左心室后壁厚度正常或增厚（呈对称性），室壁运动幅度正常或弥漫性减低。

7. 左心室短轴切面见左心室壁运动尚协调。

8. CDFI：二尖瓣频谱 A 峰 >E 峰，收缩期左心房内见源于二尖瓣口的蓝色镶嵌血流，面积____cm²，流速（V）____m/s，压差（PG）____mmHg。收缩期右心房内见源于三尖瓣口的蓝色镶嵌血流，面积____cm²，速度（V）____m/s，压差（PG）____mmHg，TI 法估测肺动脉收缩压（SPAP）____mmHg。

9. 于心包腔内可见少量液性暗区，左心室后壁处液性暗区宽约____mm，右心室前壁处液性暗区宽约____mm，右心房顶壁处液性暗区宽约____mm，心尖部液性暗区宽约____mm，其内透声良（不良）。

10. 组织多普勒：二尖瓣环水平室间隔基底段 Em>Am

或 Em<Am。Vs：＿＿cm/s，Va：＿＿cm/s，Ve：＿＿cm/s，Ve/Va>1。

超声提示：结合病史及实验室检查考虑：酒精性心肌病、围生期心肌病、贫血性心肌病、甲状腺功能亢进性心肌病、甲状腺功能减退性心肌病、糖尿病性心肌病、尿毒症性心肌病、系统性红斑狼疮性心肌病或心肌炎后心肌病。

＊诊断继发性心肌病一定要密切结合病史，因为在声像图上缺乏特异性。甲状腺功能减退性心肌病、糖尿病、尿毒症性心肌病常表现左心室壁肥厚为主，伴左心房不同程度增大；其他几种多以左心室腔增大为主。

＊甲状腺功能减退性心肌病、尿毒症性心肌病、系统性红斑狼疮性心肌病或心肌炎后心肌病常伴发心包积液。其他胶原性心肌病变、化疗后心肌损害亦常出现心包积液。

第六节　冠　心　病

【冠心病，急性心肌梗死】

各项测值同上。

1. 左心房扩大，左心室增大或正常，右心大小正常。

2. 主动脉根部内径正常或增宽，V 波圆隆，搏动幅度减低。

3. 各瓣膜解剖形态及运动未见异常（合并急性左心衰竭时呈现大心腔、小开口，EPSS 增大）。

4. 肺动脉内径正常。

5. 房、室间隔连续完整。

6. 左心室长轴、四腔心切面等多切面见梗死部位回声减低，变薄，局部运动消失或轻度反向运动；如左心室前壁、室间隔中下部或下壁或侧壁运动减弱或消失。左心室短轴切面见左心室壁向心运动不协调，或呈扭动感。

7. M型超声见梗死部位收缩期室壁增厚率减低。

8. CDFI：收缩期左心房内见源于二尖瓣口的蓝色镶嵌血流，面积＿＿＿cm²，流速＿＿＿m/s，压差＿＿＿mmHg。余瓣口血流频谱及彩色血流正常。若梗死在心尖部见心尖部血流色彩暗淡。

9. 组织多普勒：二尖瓣环水平室间隔基底段 Am>Em。Vs:＿＿＿cm/s, Va:＿＿＿cm/s, Ve:＿＿＿cm/s, Ve/Va>1。

超声提示：符合冠心病，急性心肌梗死，伴二尖瓣反流。

＊急性心肌梗死时即便存在左心室壁尤其心尖部矛盾运动，也不能报告左心室室壁瘤形成。

＊如合并室间隔穿孔可见室间隔近心尖部心肌连续中断，一般缺损都较小，需借助 CDFI 方可诊断。

＊左心功能测定不仅要在常规位置上进行检测，还应在梗死区域（比如心尖部）进行测定。

＊二尖瓣反流在冠心病心肌梗死时多为乳头肌缺血所致，较少相对性。

【冠心病，陈旧性心肌梗死】

各项测值同上。

1. 左心房增大，余房室腔大小正常。

2. 主动脉根部内径正常，V波圆隆，重搏波消失。

3. 各瓣膜解剖形态及运动未见异常。

4. 长轴切面见左心室向心运动不协调，室间隔下 1/2 或 2/3 或 1/3 至心尖部局部变薄（mm），回声增强；心尖略外膨，圆隆，局部运动减弱或消失。

5. 左心室短轴切面：左心室壁向心收缩不协调，梗死局部运动减弱、消失呈扭动感（顺时针或逆时针）。

6. 如合并血栓则于左心室内心尖部可见低回声团块附着，形态可呈半月形或不规则形，回声均匀或不均匀，大小为____cm×____cm。

7. 房、室间隔连续完整。

8. CDFI：收缩期左心房内见源于二尖瓣口的蓝色镶嵌血流，面积____cm^2，流速（V）____m/s。舒张期左心室流出道内可见源于主动脉瓣口的红色镶嵌血流束，面积____cm^2，流速（V）____m/s，余瓣口彩色血流正常。

9. 组织多普勒：二尖瓣环水平室间隔基底段 Am>Em。Vs：____cm/s，Va：____cm/s，Ve：____cm/s，Ve/Va>1。

超声提示：符合冠心病，陈旧性前壁（或其他壁段）心肌梗死。心尖部附壁血栓形成。

【冠心病，陈旧性心肌梗死伴心尖部室壁瘤形成】

各项测值同上。

1. 左心室、左心房增大，右心室、右心房大小正常。

2. 主动脉根部内径正常，搏动幅度减低。

3. 心尖四腔心切面见后间隔中下段及心尖部呈瘤样膨出，圆隆、变薄，收缩期向外膨出，舒张期恢复原位呈矛盾运动。膨出面积约____cm^2，占左心室面积____%。

4. 左心室短轴乳头肌及心尖水平向心收缩不协调，亦可见室间隔、前壁运动消失或呈被动运动；心尖部圆隆、膨出并呈矛盾运动。相对应节段室壁代偿性运动增强。

5. 各瓣膜解剖形态及运动未见异常。

6. CDFI：收缩期左心房内见源于二尖瓣口的蓝色镶嵌

血流,面积____cm^2,流速(V)____m/s,压差____mmHg。如合并室间隔穿孔可于室间隔近心尖部或室壁瘤处室水平出现收缩期左向右分流信号,速度____m/s,压差____mmHg。

7. 组织多普勒:二尖瓣环水平室间隔基底段 Am＞Em。Vs:____cm/s,Va:____cm/s,Ve:____cm/s,Ve/Va＞1。

超声提示:符合冠心病,陈旧性心肌梗死伴心尖部室壁瘤形成。室间隔穿孔(左向右分流),二尖瓣反流轻(中)度,左心室功能减低。

第七节　高血压性心脏病

各项测值同上。

1. 左心房增大,左心室轻大,右心大小正常。

2. 主动脉根部内径增宽,V 波圆隆,重搏波尚存在或消失。

3. 各瓣膜解剖形态及运动未见异常。

4. 室间隔及左心室后壁增厚或稍厚或高值,搏动幅度正常或略强。

5. 左心室壁运动协调或尚协调。

6. 房、室间隔连续完整。

7. CDFI:二尖瓣频谱 A 峰＞E 峰,余瓣口彩色血流正常或出现轻度二尖瓣反流。

8. 组织多普勒:二尖瓣环水平室间隔基底段 Am＞Em或正常。Vs:____cm/s,Va:____cm/s,Ve:____cm/s,Ve/Va＜1或正常。

超声诊断:主动脉弹性减低(或动脉硬化),左心室顺应性减低，左心室壁增厚，符合高心病改变。

*年龄较轻者若出现组织多普勒二尖瓣环水平室间隔基底段 Am＞Em，Ve/Va＜1，可以报告为左心室舒张功能减低。

第八节　肺源性心脏病

各项测值同上。

1. 右心房、右心室增大，左心房、左心室内径正常范围。

2. 主动脉根部内径增宽，V 波圆隆，重搏波尚存在或消失。

3. 肺动脉主干及左、右肺动脉内径增宽。

4. 各瓣膜解剖形态及运动未见异常。

5. 右心室壁及室间隔增厚，室间隔与左心室后壁可呈同向运动，左心室壁厚度及搏动幅度正常。

6. CDFI：收缩期右心房内见源于三尖瓣口的以蓝色为主的镶嵌血流束，面积____cm^2，流速（V）____m/s，压差（PG）____mmHg，TI 法估测肺动脉收缩压（SPAP）____mmHg。

7. E-E 间距缩短（心率＞100 次/分）。

8. 组织多普勒：二尖瓣环水平室间隔基底段 Em＞Am 或 Em＜Am。Vs：____cm/s，Va：____cm/s，Ve：____cm/s，Ve/Va＞1。右心室侧壁三尖瓣环水平 Em＜Am。Vs：____cm/s，Va：____cm/s，Ve：____cm/s，Ve/Va＜1。

超声提示：肺心病，三尖瓣反流（轻、中、重度），肺动脉高压（轻、中、重度）。

*诊断该病需结合临床病史，慢性肺部疾病、尘肺等职业病更易导致。需注意与原发性肺动脉高压进行鉴别。

第九节　瓣膜置换术后

【二尖瓣机械瓣置换术后】

各项测值同上。

1. 左心房增大,余房室腔大小、形态恢复正常。

2. 主动脉内径正常,搏动幅度正常或略低。

3. 二尖瓣位见人工机械瓣及瓣环,回声强,伴金属声影。机械瓣叶开闭正常,未见异常回声;瓣环位置固定,运动同步。余瓣膜无器质性改变。

4. 肺动脉内径正常。

5. 室间隔及左心室后壁厚度正常,振幅正常。

6. 房、室间隔连续完整。

7. 左心室壁向心收缩良好,未见室壁节段性运动异常。

8. CDFI:二尖瓣机械瓣瓣口流速增快,余瓣口血流频谱及彩色血流正常。

9. 组织多普勒:二尖瓣环水平室间隔基底段 Em>Am 或 Em<Am。Vs:＿＿＿cm/s, Va:＿＿＿cm/s, Ve:＿＿＿cm/s, Ve/Va>1。

10. 三维超声:可清晰显示机械瓣是单瓣还是双叶式瓣,开闭状况如何,支架是否运动同步等。

超声提示:二尖瓣位人工机械瓣置换术后,现左心房增大,机械瓣功能在正常范围。

* 如为双叶式机械瓣,则瓣叶开放时呈等号状,关闭时呈倒八字形;如为单叶式则呈鲸鱼尾状摆动。均后拖金属声影。

* 如合并有瓣周漏或瓣口漏,则 CDFI:左心室长轴切

面、四腔心切面左心房内见源于机械瓣口或前后支架处的蓝色镶嵌血流细束。尤其 TEE 检查效果更确切，可以清楚显示究竟是血栓、赘生物附着于机械瓣上，还是卡瓣。

【主动脉瓣机械瓣置换术后】

各项测值同上。

1. 左心房增大，余房室腔大小恢复正常。

2. 主动脉根部内径正常，振幅正常。

3. 主动脉瓣位见人工机械瓣及瓣环，回声强，伴金属声影。瓣叶活动良好，未见赘生物回声。瓣环位置固定，运动同步。余瓣膜解剖形态及运动未见异常。

4. 肺动脉内径正常。

5. 室间隔及左心室后壁厚度正常，搏动幅度正常。

6. 房、室间隔连续完整。

7. 左心室壁向心收缩良好，未见室壁节段性运动异常。

8. CDFI：主动脉瓣机械瓣瓣口流速增快。余瓣口血流频谱及彩色血流正常。

9. 组织多普勒：二尖瓣环水平室间隔基底段 Em>Am 或 Em<Am。Vs:＿＿cm/s, Va:＿＿cm/s, Ve:＿＿cm/s, Ve/Va>1。

超声提示：主动脉瓣位人工机械瓣置换术后，现左心房增大，机械瓣功能在正常范围。

＊主动脉机械瓣叶开闭运动不如二尖瓣机械瓣显示清晰，要充分利用 CDFI。

＊术后近期除左心房增大外，左心室尚未恢复也可以仍有增大。

＊换瓣术后注意和术前对比十分重要，测量各房室腔大小。

* 如合并主动脉瓣周漏或瓣口漏,则 CDFI:五腔心切面、左心室长轴切面舒张期左心室流出道内出现源于机械瓣口或前后支架处的红色镶嵌血流束。尤其 TEE 检查效果更确切,可以帮助确定瓣周漏或瓣口漏原因。

【主动脉瓣＋二尖瓣机械瓣置换术后】

各项测值同上。

1. 左心房增大,左心室正常或稍增大,余房室腔大小恢复正常。

2. 主动脉根部内径正常,振幅正常,重搏波存在或消失。

3. 主动脉瓣位及二尖瓣位见人工机械瓣及瓣环,回声强,伴金属声影。瓣叶活动良好,未见赘生物及其他异常回声。瓣环位置固定,运动同步。余瓣膜解剖形态及运动未见异常。

4. 肺动脉内径正常。

5. 室间隔及左心室后壁厚度正常或仍有增厚,搏动幅度正常。

6. 房、室间隔连续完整。

7. 左心室壁向心收缩良好,未见室壁节段性运动异常。

8. CDFI:二尖瓣机械瓣瓣口流速增快,速度(V)＿＿＿m/s,压差(PG)＿＿＿mmHg。主动脉瓣机械瓣瓣口流速增快,速度(V)＿＿＿m/s,压差(PG)＿＿＿mmHg。余瓣口血流频谱及彩色血流正常。

9. 组织多普勒:二尖瓣环水平室间隔基底段 Em>Am 或 Em<Am。Vs:＿＿＿cm/s, Va:＿＿＿cm/s, Ve:＿＿＿cm/s, Ve/Va>1。

超声提示:主动脉瓣位及二尖瓣位人工机械瓣置换术后,现左心房增大,机械瓣功能在正常范围。

*关于机械瓣周漏的情况参见以上相关内容。

【二尖瓣生物瓣置换术后】

各项测值同上。

1. 左心室、左心房增大,右心室、右心房正常。

2. 主动脉根部内径正常,搏动幅度正常或减低。

3. 二尖瓣位见生物瓣环回声增强,位置固定,运动同步。人工生物瓣回声正常或略强,瓣叶活动良好,未见赘生物及异常回声。M 型:二尖瓣口开放时呈"六边盒状"。余瓣膜无器质性改变。

4. 室间隔及左心室后壁厚度正常,搏动幅度正常。

5. 肺动脉内径正常。

6. CDFI:二尖瓣生物瓣瓣口流速稍快,速度(V)____m/s,压差(PG)____mmHg,余瓣口血流频谱及彩色血流正常。

7. 组织多普勒:二尖瓣环水平室间隔基底段 Em>Am 或 Em<Am。Vs:____cm/s, Va:____cm/s, Ve:____cm/s, Ve/Va>1。

8. 三维超声:可清晰显示生物瓣呈三角形排列的三个支架,显示运动是否同步;还可以观测生物瓣的厚度和开闭情况。

超声提示:二尖瓣位人工生物瓣置换术后,现左心室、左心房增大,生物瓣功能正常。

【主动脉瓣生物瓣置换术后】

各项测值同上。

1. 左心室、左心房增大,右心室、右心房正常。

2. 主动脉根部内径正常。

3. 主动脉瓣位见人工生物瓣环回声增强,瓣叶活动良好,未见赘生物等异常回声。瓣环位置固定,运动同步。余瓣膜解剖形态及运动未见异常。

4．室间隔及左心室后壁厚度正常,搏动幅度正常。

5．肺动脉内径正常。

6．CDFI：主动脉瓣生物瓣瓣口流速加快,速度(V)＿＿＿m/s,压差(PG)＿＿＿mmHg。余瓣口血流频谱及彩色血流正常。

7．组织多普勒：二尖瓣环水平室间隔基底段 Em>Am 或 Em<Am。Vs：＿＿＿cm/s,Va：＿＿＿cm/s,Ve：＿＿＿cm/s,Ve/Va>1。

8．三维超声：所见同二尖瓣生物瓣,只是观测部位不同。

超声提示：主动脉瓣位人工生物瓣置换术后,现左心室增大或左心房增大,生物瓣功能正常。

第十节 心 脏 肿 瘤

【心房实性良性占位性病变(以左心房黏液瘤为例)】

各项测值同上。

1．左心房增大,右心室轻增大,余房室腔大小正常。

2．左心房内可探及一实性稍强回声团,大小＿＿＿cm×＿＿＿cm,团块形态规则,呈椭圆形或圆形(或不规则形),内部回声欠均匀,轮廓清晰,边缘清晰,随心脏搏动往返于左心房和左心室之间。即舒张期摆入二尖瓣口,收缩期返回左心房内,形态可发生改变。四腔心切面见该团块有蒂附着于房间隔中部(蒂长短、宽窄不一,可自行描述)。

3．M 型超声：左心房内见收缩期出现、舒张期消失的团块状回声。二尖瓣前叶 E-F 斜率减慢呈城墙样改变,前后叶呈镜向运动。二尖瓣前后叶之间可见团块状略强回声，舒张期出现，收缩期消失，D-E段出现缝隙。

4. 余瓣膜解剖形态及运动未见异常。

5. 肺动脉主干及其分支内径增宽。

6. 房、室间隔连续完整。于房间隔左心房面可见瘤蒂附着，长____mm，宽____mm。

7. 室间隔及左心室后壁厚度正常，搏动幅度正常或增强。

8. CDFI：舒张期瘤体部分堵塞二尖瓣口，致二尖瓣口血流速度增快，流速（V）____m/s，压差（PG）____mmHg。（伴有二尖瓣反流时参见前述报告单）。余瓣口未见异常血流信号。

9. 组织多普勒：二尖瓣环水平室间隔基底段 Em>Am 或 Em<Am。Vs:____cm/s, Va:____cm/s, Ve:____cm/s, Ve/Va>1。

10. 三维超声：可于左心房及左心室之间清晰显示随心搏往返运动的强回声团块的大小、数目，瘤蒂大小及附着部位等。

超声提示：左心房实质性良性占位（考虑黏液瘤）。

* 瘤蒂长者肿瘤摆动幅度增大，可通过二尖瓣口进入左心室流入道近心尖部，此时嵌顿危险性大，易发生猝死。如瘤蒂短则肿瘤摆动幅度小，可轻堵瓣口或仅位于左心房内。结构松软者常易变形。

* 如果黏液瘤位于右心房则会在右心室流出道和右心房之间出现略强回声团。

* 黏液瘤还要注意和左心房血栓或有蒂的左心房小血栓进行鉴别，后者要注意原发病的超声特点。

【心室内良性占位性病变】

各项测值同上。

1. 心脏各房室腔大小正常。

2. 左（右）心室内可探及一实性稍强回声团，大小____mm×____mm，有（无）蒂连于（某）壁，（基底较宽）。团块形态规则（不规则），内部回声欠均匀，轮廓清晰，随心脏搏动轻度摆动。

3. 各瓣膜解剖形态及运动未见异常。

4. 肺动脉内径正常。

5. 房、室间隔连续完整。室间隔及左心室后壁厚度正常，室壁运动尚协调。

6. CDFI：各瓣口未见异常血流信号。

7. 组织多普勒：二尖瓣环水平室间隔基底段 Em>Am 或 Em<Am。Vs:____cm/s, Va:____cm/s, Ve:____cm/s, Ve/Va>1。

超声提示：左（右）心室良性占位（考虑黏液瘤）。

【心腔内实性占位性病变】

各项测值同上。

1. 心脏各房室腔大小正常。

2. 左（右）心室或（房）壁上可探及一实性低或强回声团，大小____mm×____mm。团块形态规则（不规则），内部回声不均匀，轮廓不清晰，仅随室（房）壁而动。

3. 各瓣膜解剖形态及运动未见异常。

4. 肺动脉内径正常。

5. 房、室间隔连续完整。室间隔及左心室后壁厚度正常，室壁运动尚协调。

6. CDFI：各瓣口未见异常血流信号。较大肿瘤时可见瘤体内部或周边少量血流信号。

7. 组织多普勒：二尖瓣环水平室间隔基底段 Em＞Am 或 Em＜Am。Vs：____cm/s，Va：____cm/s，Ve：____cm/s，Ve/Va＞1。

超声提示：心腔内实性占位性病变，考虑良性（恶性）可能性大。

* 心脏肿瘤除典型的黏液瘤外请不要报告病理名，只报告倾向于良性或恶性即可。

【心肌内实性占位性病变】

各项测值同上。

1. 心脏各房室腔大小正常。

2. 于左心室壁内可探及____mm×____mm 的低（强）回声团块，与周围组织分界（不）清楚，有（无）包膜。亦可显示室间隔某部异常团块状增厚，回声不均，与周围组织可分界。

3. 各瓣膜解剖形态及运动未见异常。

4. 肺动脉内径正常。

5. 房、室间隔连续完整。室间隔及左心室后壁厚度正常，室壁运动尚协调。

6. CDFI：各瓣口未见异常血流信号。团块内血流丰富（不丰富、未见血流信号）。

7. 组织多普勒：二尖瓣环水平室间隔基底段 Em＞Am 或 Em＜Am。Vs：____cm/s，Va：____cm/s，Ve：____cm/s，Ve/Va＞1。

超声提示：心肌内实性占位性病变，考虑良性（恶性）可能性大。

第十一节 心 包 疾 病

【心包积液】

各项测值同上。

1. 心脏各房室腔大小、形态正常。

2. 主动脉根部内径正常,振幅正常。

3. 各瓣膜解剖形态及运动未见异常。

4. 肺动脉内径正常。

5. 室间隔及左心室后壁不厚,两者呈逆向活动。

6. 房、室间隔连续完整。

7. CDFI:各瓣口血流频谱及彩色血流正常。

8. 心包脏壁层分离,内见液性暗区,舒张期左心室后壁后____mm,右心室前壁前____mm,右心房顶壁后____mm,心尖部____mm,其内透声良或透声差,可见多个强回声的条带飘摆。大量时心脏在心包积液中摆动呈"蛙泳征"。

9. 组织多普勒:二尖瓣环水平室间隔基底段 Em>Am 或 Em<Am。Vs:____cm/s, Va:____cm/s, Ve:____cm/s, Ve/Va>1。

超声提示:少(中、大)量心包积液。

【心包填塞】

各项测值同上。

1. 右心室轻增大,余各房室腔大小正常。可出现心室径随呼吸变化:吸气时右心室增大,左心室减小;呼气时右心室减小,左心室增大。

2. 主动脉根部内径正常,振幅增强。

3. 各瓣膜解剖形态及运动未见异常。

4. 房、室间隔连续完整。

5. 室间隔及左心室后壁不厚,两者呈逆向运动或室间隔舒张期运动异常。

6. 肺动脉内径正常。

7. 心包脏壁层分离明显,心包腔内见大量液性暗区包绕心脏,舒张期左心室后壁后____mm,右心室前壁前____mm,右心房顶壁后____mm,心尖部____mm。其内透声良或透声差。右心室壁舒张早期塌陷,右心房壁舒张末期及收缩早期塌陷。

8. CDFI:各瓣口血流速度随呼吸改变:吸气时二尖瓣 E 峰流速下降,三尖瓣 E 峰流速增加,主动脉瓣流速下降,肺动脉瓣流速增加。

9. 组织多普勒:二尖瓣环水平室间隔基底段 Em>Am 或 Em<Am。Vs:____cm/s,Va:____cm/s,Ve:____cm/s,Ve/Va>1。

超声提示:大量心包积液,心包填塞。

【缩窄性心包炎】

各项测值同上。

1. 左心房、右心房明显增大,左心室、右心室大小、形态正常或偏小。

2. 主动脉内径正常,振幅正常。

3. 各瓣膜解剖形态及运动未见异常。

4. 肺动脉内径正常或增宽。

5. 室间隔及左心室后壁不厚,室间隔运动异常,表现为舒张早期切迹,也称室间隔弹跳征或跳跃征,室壁活动受限,左心室后壁于舒张中晚期运动平坦或震颤。

6. 房、室间隔连续完整。

7. CDFI: 收缩期左心房内可见源于二尖瓣口的蓝色花彩血流，面积＿＿＿cm²，流速（V）＿＿＿m/s。收缩期右心房内可见源于三尖瓣口的蓝色花彩血流，面积＿＿＿cm²，流速（V）＿＿＿m/s，压差（PG）＿＿＿mmHg，TI 法估测 SPAP＿＿＿mmHg。余瓣口血流频谱及彩色血流正常。

8. 脏壁层心包呈弥漫性或局限性增厚，回声增强，左心室后壁处脏层心包厚＿＿＿mm，壁层心包厚＿＿＿mm；右心室前壁前处脏层心包厚＿＿＿mm，壁层心包厚＿＿＿mm；心尖部脏层心包厚＿＿＿mm，壁层心包厚＿＿＿mm；双房顶部及左心室后壁、侧壁处均见脏壁层心包增厚。多以右心室前壁前至右心房室沟处明显。增厚的心包中间夹以低回声呈"三明治"样改变（考虑为干酪样物）。心脏舒张活动受限，以瓣环处为主，运动幅度减低（＿＿＿mm）。

9. 心包内有时仍可见少量液性暗区＿＿＿mm。

10. 下腔静脉增宽为＿＿＿mm。

11. 组织多普勒: 二尖瓣环水平室间隔基底段 Em＜Am。

超声提示: 缩窄性心包炎。

【心包实性占位病变】

各项测值同上。

1. 心脏各房室腔大小、形态正常。

2. 主动脉根部内径正常，振幅正常。

3. 于右心室前壁前心包积液内可探及中等回声团块（一个或多个），大小约＿＿＿mm×＿＿＿mm，形态较规则，回声均匀（不均匀）。可向后压迫右心室流出道及肺动脉根部。

4. 房、室间隔连续完整。

5. 各瓣膜解剖形态及运动未见异常。

6. 室间隔及左心室后壁不厚,室间隔可出现舒张期运动异常。

7. 肺动脉内径减小,远端可呈窄后扩张。

8. CDFI:右心室流出道和(或)肺动脉血流速度增快,余瓣口未见异常血流信号。

9. 组织多普勒:二尖瓣环水平室间隔基底段 Em>Am 或 Em<Am。Vs:____cm/s, Va:____cm/s, Ve:____cm/s, Ve/Va>1。

超声提示:心包实性占位性病变。

* 多发性心包实质性团块多为心包间皮瘤或心包转移瘤,均同时合并心包积液。

【心包囊肿】

各项测值同上。

1. 心脏各房室腔大小正常。

2. 房、室间隔连续完整。

3. 室间隔及左心室后壁厚度正常,室壁运动尚协调。

4. 各瓣膜解剖形态及运动未见异常。

5. 心包某处局部可见囊性回声团块,边界清晰,包膜完整,随邻近心腔的压力变化团块发生规律性变化。

6. 主、肺动脉内径正常。

7. CDFI:各瓣口未见异常血流信号。

8. 组织多普勒:二尖瓣环水平室间隔基底段 Em>Am 或 Em<Am。Vs:____cm/s, Va:____cm/s, Ve:____cm/s, Ve/Va>1。

超声提示:心包囊肿。

第三章
消 化 系 统

第一节 肝 脏

【正常肝脏】
超声所见：

肝脏左叶大小约____cm×____cm，右肋下斜径约____cm。形态正常，被膜平滑，实质回声呈均匀点状中等回声。肝脏内管状结构清晰，走行正常，内为无回声。门静脉主干内径约____cm。胆总管上段内径约____cm。

CDFI：肝脏内血管血流充盈良好，血流方向正常。

超声提示：肝脏未见异常。

【均匀性脂肪肝】
超声所见：

肝脏左叶大小约____cm×____cm，右肋下斜径约____cm。被膜平滑，缘角变钝，实质回声细密且增强，远场衰减（可见／未见），肝脏内管状结构清晰（不清晰），门脉分支管壁回声欠清晰；门静脉主干内径约____cm。胆总管上段内径约____cm。

CDFI：肝脏内静脉及门脉血流正常（减少）。

超声提示：肝脏轻（中／重）度弥漫性回声增强（符合脂肪肝脏声像图）。

【非均匀性脂肪肝】

超声所见：

肝脏左叶大小约＿＿cm×＿＿cm，右肋下斜径约＿＿cm。被膜平整。肝脏左（右）叶可见范围约＿＿cm×＿＿cm低（增强）回声区，形态不规则，无明显占位效应，边界尚清晰，周边无声晕，内部回声均匀（不均匀）。余实质回声细小密集，远场衰减可见（未见），肝脏内管状结构清晰（不清晰）；门静脉主干内径约＿＿cm。胆总管上段内径约＿＿cm。

CDFI：肝脏内静脉及门脉血流正常（减少），血流方向正常。

超声提示： 肝脏轻（中／重）度弥漫性改变（符合脂肪肝脏声像图），肝脏内局限性病变（考虑非均匀性脂肪肝）。

【急性重型肝炎】

超声所见：

肝脏左叶大小约＿＿cm×＿＿cm，右肋下斜径约＿＿cm。肝脏正常（增大／缩小）。被膜平整（不平整），实质回声（是／否）弥漫性粗糙不均匀，强弱不一、"地图样"改变；门静脉主干内径约＿＿cm，显示清晰（不清晰）。胆总管上段内径约＿＿cm。

CDFI：肝脏内静脉血流正常（减少）。

胆囊壁增厚，厚约＿＿cm，壁毛糙（光滑），呈双边征（多层结构），胆囊内腔缩小（消失）。

脾厚约＿＿cm，长径＿＿cm。

腹腔（肝脏前／肠间）可见深约＿＿cm液性暗区。

超声提示： 肝脏重度弥漫性改变，脾大，少（中／大）量腹腔积液（请结合临床）。

【急性肝炎】

超声所见:

肝脏左叶大小约____cm×____cm,右肋下斜径约____cm。肝脏(有/无)缩小,形态规则(不规则)。边界清晰(不清晰),实质回声均匀(不均匀),肝脏内门静脉分支管壁回声增强(不增强)。

CDFI:肝脏内静脉内血流(正常/减少),血流方向正常(异常)。

胆囊壁增厚,厚约____cm,壁毛糙(光滑),呈双边征(多层结构),胆囊内腔缩小(消失);脾厚约____cm。

腹腔(肝脏前/肠间)可见深径约____cm液性暗区。

超声提示:肝脏轻(中/重)度弥漫性改变(符合急性肝炎声像图),脾大。

【慢性肝炎】

超声所见:

肝脏左叶大小约____cm×____cm,右肋下斜径约____cm。肝脏大小正常(缩小/增大),被膜平整(不平整);内部回声均匀(增强/粗糙/不均匀);肝脏内管腔清晰(不清晰)。

胆囊壁明显增厚,厚约____cm,壁毛糙(光滑),呈双边征(多层结构),胆囊内透声清晰(不清晰);脾厚约____cm。

超声提示:肝脏轻(中/重)度弥漫性改变,胆囊受累,脾大。

【淤血肝】

超声所见:

肝脏左叶大小约____cm×__ cm,右肋下斜径约____cm。被膜平整,肝脏内部回声均匀(减弱),可见(未见)小液性暗区;门静脉主干内径约＿＿cm,胆总管上段内径约＿＿cm。肝脏静脉系统内径增宽,下腔静脉内径约＿＿cm,肝脏中静脉内径约＿＿cm。

CDFI:肝脏内静脉血流充盈良好。

胆囊壁厚约＿＿cm,壁光滑(不光滑),呈双边征(多层结构),囊内透声清晰(不清晰);腹腔(肝脏前/肠间)可见深径约＿＿cm液性暗区。

超声提示:肝脏弥漫性改变,肝脏静脉系统扩张,胆囊受累,少(中/大)量腹腔积液(符合淤血肝脏声像图)。

【肝硬化】

超声所见:

肝脏左叶大小约＿＿cm×＿＿cm,右肋下斜径约＿＿cm。肝脏正常(增大/缩小),形态正常(异常),被膜平整(不平整/锯齿状/波浪状),实质回声粗糙(增强/不均匀);肝脏内管状结构清晰(不清晰),肝脏静脉正常(变细/不清晰),肝脏内胆管可见(未见)扩张;胆总管上段内径约＿＿cm。门静脉主干内径约＿＿cm。

CDFI:门静脉内为入(出)肝脏血流,血流速度约＿＿cm/s。

胆囊壁厚约＿＿cm,壁毛糙(光滑),呈双边征(多层结构),囊内透声清晰(不清晰);脾厚约＿＿cm,脾门静脉内径约＿＿cm。

腹腔(肝脏前/肠间)可见深径＿＿cm液性暗区。

超声提示:肝脏弥漫性改变,门静脉增宽,胆囊受累,脾大,脾门静脉增宽,少(中/大)量腹腔积液(符合肝脏硬化声像图)。

【肝吸虫病】

超声所见：

肝脏左叶大小约＿＿cm×＿＿cm,右肋下斜径约＿＿cm；肝脏被膜平整(不平整),肝脏内回声均匀(不均匀),可见散在小的强回声斑点状回声；肝脏内小胆管可见(未见)扩张,管壁增厚,回声增强,胆总管上段内径约＿＿cm。门静脉主干内径约＿＿cm。

CDFI：肝脏内静脉支血流充盈良好。

胆囊壁厚约＿＿cm,壁毛糙(光滑),呈双边征(多层结构),囊内透声清晰(不清晰)；脾厚约＿＿cm,脾门静脉内径约＿＿cm。

超声提示：肝脏弥漫性改变(符合肝脏吸虫声像图),胆囊正常(受累),脾正常(肿大),脾门静脉正常(增宽)。

【肝脏单纯囊肿】

超声所见：

肝脏左叶大小约＿＿cm×＿＿cm,右肋下斜径约＿＿cm。肝脏正常(缩小/增大),被膜平整(不平整),肝脏左叶(右叶)内可见个无回声液性暗区,最大约＿＿cm×＿＿cm,囊壁薄,边缘光滑,后方回声增强,余肝脏实质回声均匀。门静脉主干内径约＿＿cm,胆总管上段内径约＿＿cm。

CDFI：液性暗区内部及周边未见血流信号。肝脏静脉、门静脉血流正常。

超声提示：符合单发(多发)肝脏囊肿声像图。

【肝脏囊肿合并感染/出血】

超声所见：

肝脏左叶大小约＿＿cm×＿＿cm,右肋下斜径约＿＿cm。

肝脏正常(缩小/肿大),被膜平整(不平整),实质回声不均匀,肝脏左叶(右叶)内可见____个液性暗区,最大约____cm×____cm,囊壁厚薄均匀(不均匀),囊内可见(细小密集点状弱回声)。

CDFI:液性暗区内部及周边未见血流信号。

超声提示:符合肝脏囊肿声像图(考虑肝脏囊肿合并感染/出血)。

【多囊肝】

超声所见:

肝脏左叶大小约____cm×____cm,右肋下斜径约____cm。肝脏正常(增大),形态正常(异常)。肝脏被膜不平整,实质内见多个大小不等的液性暗区,余肝脏实质回声可见(不可见)。管腔结构受压变细(移位),门静脉主干内径约____cm。胆总管上段内径约____cm。

CDFI:液性暗区内及分隔上未见(可见)血流信号。门静脉及肝脏静脉主干血流信号可见(不可见)。

超声提示:符合多囊肝声像图。

【肝脏包虫病(棘球蚴病)】

超声所见:

肝脏左叶大小约____cm×____cm,右肋下斜径约____cm。形态正常(异常)。被膜平整(不平整),左叶(右叶)内可见____个液性暗区,最大约____cm×____cm,囊壁回声增强,厚度均匀(不均匀/呈双层结构/强回声斑),最厚处约____cm,内可见(多数囊状回声,呈"囊中囊"/卷曲细带状回声);余实质回声均匀,肝脏内管状结构尚清晰,走行正常,门静脉主干内径约____cm,胆总管上段内径约____cm。

超声提示： 肝脏囊性（囊实性）占位，考虑肝脏包虫。

【肝脏脓肿】

1. 炎症浸润期

超声所见：

肝脏左叶大小约____cm×____cm，右肋下斜径约____cm。被膜平整（不平整），肝脏左（右）叶可见一个（多个）不均质回声区，（最大）范围约____cm×____cm，边界清晰（不清晰），形态规则（不规则），无包膜回声，内未见液性回声。余肝脏实质回声均匀（不均匀）。门静脉主干内径约____cm，胆总管上段内径约____cm。

CDFI：不均质回声区周边可见（未见）血流信号。内部可见（未见）血流信号。

超声提示： 肝脏内局限性病变（符合肝脏脓肿炎性期声像图）。

2. 脓腔形成期

超声所见：

肝脏左叶大小约____cm×____cm，右肋下斜径约____cm。被膜平整（不平整），肝脏内可见一个（多个）不均质液性暗区，最大范围____cm×____cm，边界清晰（不清晰）、规则（不规则），无包膜回声。余肝脏实质回声均匀（稍强）。门静脉主干内径____cm，胆总管上段内径____cm。

CDFI：不均质回声区周边见点状血流信号，液性暗区内未见血流信号。

超声提示： 肝脏内局限性病变（符合肝脏脓肿脓腔形成期声像图）。

【肝脏血管瘤】

超声所见：

肝脏左叶大小约＿＿cm×＿＿cm，右肋下斜径约＿＿cm。肝脏大小正常（肿大），形态正常（异常）。肝脏左叶（右叶）可见一个（多个）强（高／低／混合）回声团（结节），（最大者）大小为＿＿cm×＿＿cm，边界清晰，边缘回声增强，可见"裂隙征"，后方回声无明显变化（增强），内部回声均匀（不均匀）。

CDFI：回声团内部（周边）未见（可见）血流信号，周围见肝脏静脉或门静脉绕行。

超声提示：肝脏实质性占位（考虑肝脏血管瘤可能性大）。

建议：进一步检查或超声造影。

【肝脏腺瘤】

超声所见：

肝脏左叶大小约＿＿cm×＿＿cm，右肋下斜径约＿＿cm。肝脏大小正常（缩小／增大），形态正常。肝脏被膜完整（不完整），肝脏内可见＿＿个低回声团（结节），最大约＿＿cm×＿＿cm，边界清晰，形态规则（不规则），周围无声晕，内部回声均匀（不均匀），可见（未见）散在略强的斑点状回声。余肝脏实质回声均匀，管腔结构清晰，门静脉主干内径约＿＿cm，胆总管上段内径约＿＿cm。

CDFI：结节内部及周边可见（未见）血流信号。

超声提示：肝脏实质性占位（请结合临床）。

建议：超声引导下穿刺活检确诊。

【肝脏局灶性结节样增生】

超声所见：

肝脏左叶大小约＿＿cm×＿＿cm，右肋下斜径约＿＿cm。

肝脏大小形态正常（异常）。肝脏被膜完整，肝脏内可见大小约＿＿＿cm×＿＿＿cm中等回声结节，边界清晰，形态规则（不规则），周围无声晕，内部回声不均匀（增强／减低），余肝脏实质回声均匀。门静脉主干内径＿＿＿cm，胆总管上段内径＿＿＿cm。

CDFI：结节内部血流丰富（不丰富）。

超声提示：肝脏实质性占位（考虑良性）。

建议：超声引导下穿刺活检或超声造影确诊。

【肝脏炎性假瘤】

超声所见：

肝脏左叶大小约＿＿＿cm×＿＿＿cm，右肋下斜径约＿＿＿cm。肝脏大小形态正常（异常）。肝脏内可见＿＿＿个低回声团（结节），（最大者）大小约＿＿＿cm×＿＿＿cm，边界清晰，形态规则（不规则），周围无声晕，未见明显包膜，内部回声欠均匀。

CDFI：内部可见（未见）血流信号。

超声提示：肝脏实质性占位（考虑良性，请结合临床）。

建议：超声引导下穿刺活检确诊。

【原发性肝癌】

1. 结节型和巨块型

超声所见：

肝脏左叶大小约＿＿＿cm×＿＿＿cm，右肋下斜径约＿＿＿cm。肝脏增大（不增大），形态正常（异常）。肝脏被膜平整（不平整），可见（未见）驼峰征，肝脏实质回声不均匀，左叶／右叶可见大小＿＿＿cm×＿＿＿cm的低（等／高）回声不均质回声结节（团块），边界不清晰，形态规则（不规则），边缘可见低回声晕环。余肝脏实质回声粗糙（增强／不均匀）。门静脉主干内径＿＿＿cm，胆总管上段内径＿＿＿cm。

门静脉、肝脏静脉受压狭窄（闭塞），走行迂曲，下腔静脉变形，门静脉（肝脏静脉）内可见中等（低）回声结节，大小＿＿＿cm×＿＿＿cm，肝脏内胆管扩张（不扩张），内径＿＿＿cm。

CDFI：肿瘤周边（内部）见动脉血流信号，血流速度＿＿＿cm/s，RI＿＿＿。

超声提示：肝脏实质性占位（考虑肝癌可能性大），门静脉内异常回声（考虑癌栓可能性大）。

建议：超声引导下穿刺活检或超声造影确诊。

2. 弥漫型

超声所见：

肝脏左叶大小约＿＿＿cm×＿＿＿cm，右肋下斜径约＿＿＿cm。肝脏增大（不增大），形态正常（失常）。肝脏被膜不平整，肝脏实质回声弥漫性不均匀，可见粗大斑点状回声。管腔结构走行迂曲（变细／消失）。肝内胆管扩张（不扩张），内径＿＿＿cm。门静脉内可见（未见）中（低）回声，大小＿＿＿cm×＿＿＿cm。

CDFI：肝脏内可见动脉血流信号，血流速度＿＿＿cm/s，RI＿＿＿。

超声提示：肝脏弥漫性实质性占位性病变（考虑弥漫性肝癌可能性大）。

建议：超声引导下穿刺活检或超声造影确诊。

【**转移性肝脏癌**】

超声所见：

肝脏大小左叶大小约＿＿＿cm×＿＿＿cm，右肋下斜径约

____cm。肝脏肿大（不肿大），形态正常（失常）。肝脏内可见多个大小不等的高（等/低）回声结节（团块），部分结节融合，最大位于左（右）叶，大小约____cm×____cm，形态规则（不规则），边界清晰，周围可见（未见）低回声晕，内部回声欠均匀，部分结节（团块）内可见形状不规则的液性暗区，部分可见钙化斑。门静脉主干内径____cm，胆总管上段内径____cm。

CDFI：结节（团块）内部未见（可见少量）血流信号。

超声提示：肝脏多发实性占位（考虑肝脏转移瘤可能性大）。

建议：超声引导下穿刺活检或超声造影确诊。

【肝母细胞瘤】

超声所见：

肝脏左叶大小约____cm×____cm，右肋下斜径约____cm。肝脏增大（不增大），形态规则（不规则）。被膜欠平整，肝脏左（右）叶可见____cm×____cm不均质回声团，形态呈圆形（椭圆形/分叶状），边界清晰，内部回声不均匀，可见（未见）无回声区及钙化斑。

CDFI：回声团内部可见（未见）血流信号。

超声提示：肝脏实质性占位（请结合临床，不除外肝脏母细胞瘤）。

建议：超声引导下穿刺活检确诊。

【门脉高压症】

超声所见：

肝脏左叶大小约____cm×____cm，右肋下斜径约____cm。肝脏缩小（增大），形态正常（异常）。肝脏被膜不平整，呈锯齿状。实质回声粗糙增强不均匀。实质内未见明确占位病变。肝脏内静脉变细,走行不规则。门静脉主干内径____cm,胆总管上段内径____cm。

CDFI:门静脉内血流为入(出)肝脏血流,血流速度____cm/s。

脾脏厚____cm,脾门静脉内径____cm。

腹腔(肠间/肝脏前)内见深____cm液性暗区。

超声提示: 肝脏弥漫性回声改变,门静脉增宽,脾大,脾门静脉增宽,腹腔积液(符合肝脏硬化合并门静脉高压声像图)。

【门脉海绵状变性】

超声所见:

肝脏左叶大小约____cm×____cm,右肋下斜径约____cm。肝脏大小形态正常。肝脏被膜尚平整,实质回声不均匀,门静脉主干消失(充满低回声),周围可见蜂窝状(条状/迂曲)回声。胆总管上段内径____cm。

CDFI:门脉主干内未见血流信号,蜂窝状无回声内充满血流信号,频谱为静脉样波形。

超声提示: 门静脉主干正常结构消失伴周围侧支循环形成(符合门静脉海绵状变性)。

【布-加综合征】

超声所见:

肝脏左叶大小约____cm×____cm,右肋下斜径约____cm。肝脏大小形态正常。肝脏被膜尚平整,实质回声均匀,下腔静脉入口处近端局部管腔狭窄(闭塞/膜状),内径约____cm,梗阻远端管腔扩张,内径约____cm,其内径随呼吸和心动周期的变化减弱（消失），肝脏内可见门－腔静脉（腔－腔静脉）分流征。胆总管上段内径＿＿＿cm。

CDFI：狭窄段管腔内可见纤细的（未见）血流信号，其内血流速度增快（减慢/正常）。病变远端可见（未见）花彩血流信号），流速减慢（消失），门－腔静脉分流处血流方向异常（正常）。

脾脏厚约＿＿＿cm。脾门静脉内径约＿＿＿cm。

肝脏前（肠间/腹腔）可见液性暗区，最大深径约＿＿＿cm。

超声提示：符合布－加综合征声像图，脾大，脾门静脉增宽，腹腔少（中/大量）积液。

【肝动脉－门静脉瘘】

超声所见：

肝脏左叶大小约＿＿＿cm×＿＿＿cm，右肋下斜径约＿＿＿cm。肝脏大小形态正常。肝脏被膜尚平整，实质回声均匀（不均匀），门静脉主干内径＿＿＿cm，内透声清晰（不清晰），可见（未见）团块样回声。

CDFI：门静脉血流为离肝血流，管腔内出现动脉样频谱（高速湍流频谱），呈花色血流。

超声提示：符合门静脉－肝动脉瘘声像图。

【肝脏结核】

超声所见：

肝脏左叶大小约＿＿＿cm×＿＿＿cm，右肋下斜径约＿＿＿cm。肝脏增大（正常/缩小），形态规则（不规则）。被膜平整（不平整）。肝脏内可见多个大小不等的不均质回声结节，最大＿＿＿cm×＿＿＿cm，边界不清晰，形态不规则，内部回声不均匀，内可见强回声斑点状回声，最大直径＿＿＿cm，内部可见

（未见）不规则的液性暗区，范围____cm×____cm，内透声不清晰。余肝脏实质回声增强（粗糙）。

CDFI：结节内部及周边未见血流信号。

脾脏厚约____cm。脾门静脉内径约____cm。

腹腔可见液性暗区，最大深径约____cm。

超声提示：肝脏内局限性病变（请结合临床，不除外肝脏结核）。

建议：超声引导下穿刺活检确诊。

【肝脏错构瘤】

超声所见：

肝脏左叶大小约____cm×____cm，右肋下斜径约____cm。肝脏大小正常（增大），形态不规则。被膜平整（不平整）。肝脏内可见大小____cm×____cm不均质回声结节，边界清晰，内部可见多个大小不等的无回声区，并见不规则强回声区，可见（未见）钙化，余肝脏实质回声均匀。

CDFI：回声团内可见（未见）血流信号。

超声提示：肝脏实质性结节（不除外肝脏错构瘤）。

建议：超声引导下穿刺活检确诊。

【肝脏结节病】

超声所见：

肝脏左叶大小约____cm×____cm，右肋下斜径约____cm。肝脏大小正常（轻度增大），形态正常（异常）。肝脏内可见____个大小不等的不均质低（增强）回声结节，（最大）大小约____cm×____cm，形态不规则，无明显包膜回声，余肝脏实质回声均匀。

CDFI：结节内未见血流信号。

超声提示:肝脏多发结节(性质待定)。

建议:超声引导下穿刺活检确诊。

【肝脏尾状叶增大】

超声所见:

肝脏左叶大小约____cm×____cm,右肋下斜径约____cm。肝脏尾状叶增大,大小约____cm×____cm,尾状叶回声减低、欠均匀,内部管状结构走行正常。

CDFI:尾状叶内未见异常血流信号。

超声提示:肝脏尾状叶增大。

第二节 胆　　囊

【正常胆囊】

超声所见:

胆囊大小约____cm×____cm,形态正常。壁光滑,厚约____cm。胆囊内部透声清晰。

CDFI:胆囊壁未见异常血流信号。

超声提示:胆囊未见异常。

【正常胆道系统】

超声所见:

肝内胆管未见扩张,胆总管上段内径____cm,未见扩张,内未见异常回声。

超声提示:胆道系统正常范围声像图。

【胆囊结石】

超声所见:

胆囊大小约____cm×____cm,大小正常(增大/缩小),

形态正常(不正常)。壁光滑(不光滑),厚约＿＿cm。胆囊内部透声不清晰,内可见＿＿个强回声团,最大者直径＿＿cm,后方伴(无)声影,可随(不随)体位移动。胆总管上段内径＿＿cm,肝内外胆管扩张(不扩张)。

CDFI:胆囊壁未见异常血流信号。

超声提示:符合胆囊结石声像图。

【急性胆囊炎】

超声所见:

胆囊大小约＿＿cm×＿＿cm,大小正常(增大),形态正常(异常)。张力增大。胆囊壁光滑(不光滑),呈单层(双层/多层)结构,回声增强;囊内无回声暗区中可见(未见)点状回声(沉积物);后方回声增强不明显;胆囊周围(胆囊窝内)可见(未见)无液性暗区。

超声提示:符合急性胆囊炎声像图。

【慢性胆囊炎】

超声所见:

胆囊大小约＿＿cm×＿＿cm,大小正常(增大/缩小),形态正常(异常)。胆囊壁光滑(不光滑),厚约＿＿cm。胆囊内透声好(差)。胆总管上段内径＿＿cm,肝内(外)胆管扩张(不扩张)。

超声提示:符合慢性胆囊炎声像图。

【胆囊息肉样病变】

超声所见:

胆囊大小约＿＿cm×＿＿cm,大小正常(增大/缩小),形态正常(不正常)。胆囊壁不光滑,厚＿＿cm,底(体/颈)部上可见＿＿个弱(中等/强)回声团,最大＿＿cm×＿＿cm,

有(无)蒂,蒂长____cm,后方无声影,不随体位移动。

CDFI:回声团基底部及内部可见(未见)血流信号。

超声提示:胆囊息肉样病变。

【胆囊壁胆固醇结晶(黄斑瘤)】

超声所见:

胆囊大小约____cm×____cm,大小正常(增大/缩小),形态正常(异常)。胆囊壁不光滑,厚____cm,壁上可见____个强回声斑,最大____cm×____cm,后方伴彗星尾征,不随体位移动。

超声提示:胆囊壁胆固醇结晶(黄斑瘤形成)声像图。

【胆囊腺肌症】

超声所见:

胆囊大小约____cm×____cm,大小正常(增大/缩小),形态正常(异常)。胆囊壁不光滑,底部(前壁/后壁/颈部)可见局限性(节段性/弥漫性)增厚,范围约____cm×___cm,增厚的胆囊壁内可见(未见)小囊状回声结节(强回声斑点状回声,后方伴彗星尾征)。脂餐实验显示胆囊收缩功能亢进。

CDFI:胆囊壁增厚处未见血流信号。

超声提示:符合胆囊局限性(节段性/弥漫性)腺肌症声像图。

【胆囊腺瘤】

超声所见:

胆囊大小约____cm×____cm,大小正常(增大/缩小),形态正常(异常)。胆囊壁不光滑,厚___cm,胆囊颈(底/体)部壁上可见____个乳头状(结节状)高(中等)回声结节,自胆囊壁向腔内凸起,最大＿＿cm×＿＿cm,基底部增宽(不增宽),后方无声影,不随体位移动。

CDFI:结节基底部及内部可见(未见)血流信号。

超声提示:胆囊壁新生物形成(考虑腺瘤可能性大)。

【胆汁淤积】

超声所见:

胆囊大小约＿＿cm×＿＿cm,大小正常(增大/缩小),形态正常(异常)。壁光滑(不光滑),厚约＿＿cm。胆囊内部透声不清晰,可见细小密集细点状回声漂浮(沉积物回声呈团块状),后方无声影,可随(不随)体位移动,移动较慢。胆总管上段内径＿＿cm,肝内外胆管扩张(不扩张)。

超声提示:符合胆囊内胆汁淤积声像图。

【胆囊癌】

超声所见:

胆囊大小约＿＿cm×＿＿cm,大小正常(增大/缩小),形态正常(异常)。胆囊形态规则(不规则),壁不光滑,厚＿＿cm,胆囊壁与周围肝脏组织分界清晰(不清晰),内部透声不清晰,于前壁(后壁/底部/颈部)可见＿＿个低(中等/不均质)回声结节(团块),最大＿＿cm×＿＿cm,与胆囊壁相连,基底部宽＿＿cm,不随体位移动,后方伴(不伴)声影。胆总管上段内径＿＿cm,内透声清晰(不清晰)。

CDFI:结节(团块)周边可见血流信号,动脉血流速度＿＿cm/s,基底部(内部)可见(未见)血流信号,动脉血流速度＿＿cm/s。

超声提示:胆囊实质性占位(不除外恶性)。

【双房胆囊】

超声所见:

胆囊大小约____cm×____cm。壁光滑,厚约____cm。胆囊内部透声清晰,胆囊腔内可见一增强回声光带纵向走行,光带在胆囊颈部缺损,可见两腔相通。

超声提示:符合双房胆囊声像图。

【胆囊憩室】

超声所见:

胆囊大小约____cm×____cm。壁不光滑,厚约____cm。胆囊内部透声清晰。胆囊壁底部(前壁/后壁)向外突起呈一圆形的囊腔,大小约____cm×____cm,内透声清晰(不清晰),内可见(未见)结石回声。

超声提示:符合胆囊憩室声像图。

【双胆囊】

超声所见:

胆囊区可见两个独立完整的胆囊回声,大小分别约____cm×____cm 及____cm×____cm。壁光滑,厚约____cm 及____cm,囊内透声清晰。

超声提示:符合双胆囊声像图。

【胆囊缺如】

超声所见:

胆囊区及腹腔扫查,未见胆囊回声。胆总管上段内径不扩张。

超声提示:胆囊未探及。

建议:请结合临床排除胆囊不显像因素(如手术切除或炎症萎缩等)后考虑为先天性胆囊缺如。

【左位胆囊】

超声所见：

胆囊区未探及胆囊回声，于肝脏左外叶下方可见胆囊回声，胆囊大小约____cm×____cm。壁光滑，厚约____cm，内透声清晰（不清晰）。

超声提示：符合左位胆囊声像图。

【肝脏内胆囊】

超声所见：

肝脏实质内见全部（部分）胆囊回声，胆囊大小约____cm×____cm。壁光滑，厚约____cm，囊内透声清晰。

超声提示：符合肝脏内胆囊声像图。

【移位胆囊】

超声所见：

胆囊窝内未探及胆囊回声，胆囊蒂较长，位于肝脏下方（右下腹/盆腔）。胆囊大小约____cm×____cm，增大（不增大），壁光滑（不光滑），厚约____cm，囊内透声清晰（不清晰）。

超声提示：符合移位胆囊声像图。

【肝内胆管结石】

超声所见：

肝脏左叶（右叶）内见____个强回声斑点状回声（回声团），最大直径____cm，沿肝脏内胆管走向分布，与肝脏内门静脉平行分布，后方伴（不伴）声影。远端胆管扩张（不扩张）。胆总管上段内径____cm。

超声提示：符合肝脏内胆管结石声像图。

【肝外胆管结石】

超声所见:

胆总管上段内径____cm,上(中/下)段内见____个斑点状强回声,最大直径____cm,后方伴(不伴)声影,随(不随)体位移动。

肝脏外胆管扩张,左(右)肝脏管宽____cm,胆囊大小约____cm×____cm,大小正常(增大/缩小),形态正常(异常)。壁光滑(不光滑),厚约____cm。胆囊内部透声清晰(不清晰)。

超声提示:胆总管上(中/下)段结石。

【胆系感染】

超声所见:

肝内外胆管壁回声增强(增厚、毛糙),肝脏内胆管扩张(不扩张),宽____cm;胆总管增宽(不增宽),宽____cm。

超声提示:肝内外胆管炎性改变伴扩张(考虑胆系感染)。

【胆管癌】

超声所见:

胆总管中(上/下)段内见大小____cm×____cm的(低回声/等回声)结节,边界不清晰,形态不规则,内回声不均匀。与胆管壁和周围肝脏组织分界清晰(不清晰)。

CDFI:结节内部可见动脉血流信号,血流速度____cm/s,RI____。

肝脏内胆管扩张,最宽处内径____cm,胆总管中(上/下)段扩张,宽____cm,左右肝管宽____cm。胆囊大小约____cm×____cm,大小正常(增大/缩小),壁光滑、不厚。主胰管扩张,宽____cm。

超声提示:胆总管中(上/下)段实性占位(考虑恶性)。

【先天性胆管囊状扩张症】

超声所见:

肝门区胆囊周围见一球形(长椭圆形)囊状物,大小____cm×____cm,边界清晰,内透声清晰,与胆总管相连。胆总管扩张(不扩张)。胆囊大小约____cm×____cm,大小正常(增大/缩小),壁光滑,不厚。

超声提示:符合先天性胆道囊状扩张声像图。

【胆道蛔虫症】

超声所见:

胆囊及肝内(外)胆管内见前后径约____cm的平行线状强回声,呈等号状,中心为低回声,可见(未见)蠕动。肝内(外)胆管扩张(不扩张),内径____cm。

超声提示:符合胆道蛔虫声像图。

第三节 胰　　腺

【正常胰腺】

超声所见:

胰腺大小、形态正常,轮廓清,胰头前后径____cm,胰体前后径____cm,胰尾前后径____cm,实质回声均匀,回声分布均质,主胰管无扩张,胰周动静脉走行正常。

CDFI:未见明显异常血流信号。

超声提示:胰腺未见明显异常。

【急性胰腺炎】

超声所见:

胰腺头、体、尾明显增大,形态失常,胰头前后径____

cm，胰体前后径____cm，胰尾前后径____cm，实质回声弥漫性减低，分布不均，可见不规则片样高回声，胰腺边界模糊不清，边缘不规则，主胰管扩张，内径____cm，胰周、肠间可见无回声区，深径____cm，脾静脉受压显示不清。

CDFI：未见明显异常血流信号。

超声提示：符合急性胰腺炎声像图，胰周、腹腔积液。

【慢性胰腺炎】

超声所见：

胰腺大小尚可，形态失常，胰头前后径____cm，胰体前后径____cm，胰尾前后径____cm，实质回声弥漫性增粗增强、分布不均，可见粗大点状强回声。胰腺边缘不规则，主胰管不均匀扩张，呈串珠样，最宽处内径____cm，胰管内可见多个强回声，较大直径____cm，后伴声影，胰腺内（周围）可见无回声，大小____cm×____cm，囊壁较厚、不光滑，内有线样分隔，透声好，后方回声增强。

CDFI：未见明显异常血流信号。

超声提示：符合慢性胰腺炎声像图，胰管结石，胰腺假性囊肿。

【慢性局限性胰腺炎】

超声所见：

胰头（体／尾）增大，形态失常，胰头前后径____cm，胰体前后径____cm，胰尾前后径____cm，胰头（体／尾）实质回声不均匀，内可见低回声，大小为____cm×____cm，边界不清，无包膜，内回声不均，可见管状回声，后方回声无衰减。余胰腺实质回声明显增粗增强，胰管不均匀增宽，最宽处内径____cm。

CDFI：未见明显异常血流信号。

超声提示：符合慢性局限性胰腺炎声像图。

【胰腺结核】

超声所见：

胰腺大小尚正常，胰头前后径＿＿＿＿cm，胰体前后径＿＿＿＿cm，胰尾前后径＿＿＿＿cm，胰腺表面不平整，实质回声增强、不均匀，可见强回声及边缘模糊的弱回声小结节，较大结节＿＿＿＿cm×＿＿＿＿cm，胰腺周围可见多个低回声，呈融合状，较大的＿＿＿＿cm×＿＿＿＿cm，边界不清。

CDFI：未见明显异常血流信号。

超声提示：胰腺增大、弥漫性改变，考虑胰腺结核可能性大。胰腺周围淋巴结肿大。

【胰腺囊肿】

超声所见：

胰腺大小正常，胰头前后径＿＿＿cm，胰体前后径＿＿＿cm，胰尾前后径＿＿＿＿cm，胰腺实质回声不均匀，于胰腺实质内可见一圆形无回声，大小为＿＿＿＿cm×＿＿＿＿cm，形态规整，后方回声增强，内透声佳，胰管未见扩张。

CDFI：上述无回声内未见血流信号。

超声提示：符合胰腺囊肿声像图。

【胰腺脓肿】

超声所见：

胰腺局部增大，胰头前后径＿＿＿＿cm，胰体前后径＿＿＿＿cm，胰尾前后径＿＿＿＿cm，胰腺实质（不）均匀，于胰腺实质内可见一无回声，大小为＿＿＿＿cm×＿＿＿＿cm，形态不规整，边缘不光滑，囊壁（不）均匀增厚，囊内透声差，内可见密集点状及片状高回声及气体样强回声,胰管未见明显扩张。

CDFI:上述无回声内未见血流信号。

超声提示:符合胰腺脓肿声像图。

【胰腺囊腺瘤】

超声所见:

胰腺局部增大,形态失常,胰头前后径____cm,胰体前后径____cm,胰尾前后径____cm,实质回声(不)均匀,胰腺内可见无回声,呈多房改变,大小____cm×____cm,边界尚清晰,形态不规整,囊壁及间隔增厚,其上可见乳头状中等回声突向腔内,大小____cm×____cm。

CDFI:囊壁及间隔未见血流信号,乳头状突起内可见点状血流信号。余胰腺实质回声均匀,胰管未见扩张。

超声提示:胰腺多房囊性占位,考虑胰腺囊腺瘤可能性大。

【胰腺癌】

超声所见:

胰腺不规则增大,形态失常,胰头前后径____cm,胰体前后径____cm,胰尾前后径____cm,胰头(体/尾)部可见____cm×____cm的低回声,形态不规则,边缘可呈蟹足/锯齿状改变,边界不清晰,无包膜,内部回声(不)均匀,后方回声衰减。

CDFI:上述低回声内部可见点条状血流信号,可见动脉频谱,流速____cm/s,RI:____。其远端主胰管均匀性扩张,内径____cm,胰周可见多个大小不等的低回声,最大____cm×____cm,边界清晰,未见明确淋巴门结构。

超声提示：胰头实性占位，考虑胰腺癌。腹腔淋巴结肿大。

第四节 脾 脏

【正常脾脏】

超声所见：

脾脏大小正常，前后径＿＿＿cm，长径＿＿＿cm。脾脏内部回声均匀，未见明显占位性病变。脾门部脾静脉不增宽，内径＿＿＿cm。

CDFI：脾动、静脉充盈良好，走行正常。

超声提示：脾脏未见明显异常。

【单纯脾肿大】

超声所见：

脾脏增大，形态失常，前后径＿＿＿cm，长径＿＿＿cm，（脾脏下缘达盆腔），脾切迹消失，脾脏内部回声增粗，分布均匀，未见明显占位性病变。脾门部脾静脉增宽，内径＿＿＿cm。

CDFI：脾动、静脉充盈良好，走行正常。

超声提示：脾肿大（轻／中／重度）。

【脾损伤】

超声所见：

脾脏增大，前后径＿＿＿cm，长径＿＿＿cm。脾脏内部回声不均匀，可见不规则无回声区及混合回声区，范围＿＿＿cm×＿＿＿cm，脾脏包膜不完整，脾周、左膈下、肠间可见无回声区，内透声不良，最大深径＿＿＿cm。

CDFI：无回声区及混合回声区内未见血流信号。

超声提示：符合脾损伤声像图，脾周、左膈下、腹腔积液。

【副脾】

超声所见：

脾门区可见类圆形结节，大小为____cm×____cm，与正常脾脏回声一致，包膜清晰完整，内部回声均匀，可见脾静脉样血流信号。脾门部脾静脉不增宽，内径____cm。

CDFI：脾动、静脉充盈良好，走行正常。

超声提示：符合副脾声像图。

【游离脾】

超声所见：

左季肋部脾区未显示正常脾脏回声，于中腹部（下腹部/盆腔）可见似脾脏形态团块，前后径____cm，长径____cm，回声与正常脾脏一致，团块可随体位改变发生位移。

CDFI：团块内可见脾门及脾血管。

超声提示：符合游离脾声像图。

【脾脏实质钙化灶】

超声所见：

脾脏大小正常，前后径____cm，长径____cm。脾脏内部回声不均匀，可见多个强回声，较大直径____cm，（不）伴声影，脾门部脾静脉不增宽。

CDFI：脾动、静脉充盈良好，走行正常。

超声提示：符合脾脏多发钙化声像图。

【脾静脉血栓】

超声所见：

脾脏增大，前后径____cm，长径____cm。脾脏内部回声均匀减低,脾静脉内径增宽,宽约____cm,内可见中等/低回声充填,范围约____cm×____cm。

CDFI:脾静脉内可见血流纤细/中断/未见血流信号充盈。

超声提示:符合脾静脉血栓声像图。

【脾单纯囊肿】

超声所见:

脾脏增大,前后径____cm,长径____cm。脾脏内部回声不均匀,内可见无回声,大小____cm×____cm,壁薄,边缘光滑,内透声佳,后方回声增强。余实质回声均匀。

CDFI:脾动静脉充盈良好,走行正常。

超声提示:符合脾脏囊肿声像图。

【脾包虫囊肿】

超声所见:

脾脏增大,前后径____cm,长径____cm。脾脏内部回声不均匀,内可见无回声,大小____cm×____cm,囊壁增厚,囊内透声差,可见细点状中等回声漂浮,和(或)多个大小不等的无回声,部分囊壁可见强回声。余脾脏实质回声均匀。

CDFI:囊壁未见明显血流信号,脾动、静脉充盈良好。

超声提示:符合脾包虫囊肿声像图。

【多囊脾】

超声所见:

脾脏增大,形态失常,前后径____cm,长径____cm。脾脏内可见多个大小不等、紧密相连的无回声,较大者大小为____cm×____cm,后方回声显著增强,侧动探头互不相通。余脾脏实质回声增强。

CDFI：脾动静脉受压移位、变细。

超声提示：符合多囊脾声像图。

【**脾脓肿**】

超声所见：

脾脏增大，前后径____cm，长径____cm。脾内可见一无回声，大小为____cm×____cm，形态不规整，边缘不光滑，囊壁（不）均匀增厚，囊内透声差，内可见密集点状及片状高回声及气体样强回声。

CDFI：上述无回声内未见血流信号。余脾脏内部回声均匀。

超声提示：符合脾脓肿声像图。

【**脾结核**】

超声所见：

脾脏增大，前后径____cm，长径____cm。脾脏内部回声不均匀，内可见多个不规则形高回声及低回声区，边界尚清晰，内部回声不均匀，中心区可见无回声，后方回声不增强（部分内可见块状强回声）。脾门区可见多个类圆形低回声，部分呈融合状，较大____cm×____cm。

CDFI：上述低回声区内未见明显血流信号。

超声提示：脾内多发高回声及低回声区，考虑脾结核可能性大。脾门多发淋巴结肿大。

【**脾梗死**】

超声所见：

脾脏大小正常，前后径____cm，长径____cm。脾脏实质回声不均匀，内可见三角形低回声区，尖端指向脾门，基底部靠近脾被膜，脾被膜略凹陷。低回声区边界清晰，内回声欠均匀。

CDFI：低回声区内未见血流信号。

超声提示：脾内低回声区，考虑脾梗死。

【**脾血管瘤**】

超声所见：

脾脏大小正常，前后径____cm，长径____cm。脾脏实质回声不均匀，内可见类圆形高回声，大小____cm×____cm，边界清晰，边缘欠规整，可见"裂隙征"，内回声欠均匀。

CDFI：高回声内未见明显血流信号，其周边可见短线状血流信号。

超声提示：脾内高回声结节，考虑血管瘤。

【**脾错构瘤**】

超声所见：

脾脏大小正常，前后径____cm，长径____cm。脾脏实质回声不均匀，内可见类圆形高回声，大小____cm×____cm，边界清晰，边缘规整，内回声欠均匀。

CDFI：高回声内未见血流信号。

超声提示：脾内高回声结节，考虑错构瘤。

【**脾脏淋巴瘤**】

超声所见：

脾脏增大，前后径____cm，长径____cm。脾脏内部回声不均匀，脾内可见多个大小不等的低回声结节，最大的大小____cm×____cm，无包膜，边界欠清晰，内部回声均匀。

CDFI：结节内部可见较丰富的血流信号。

超声提示：脾脏多发低回声结节，考虑脾脏淋巴瘤。

第五节　胃　　肠

【正常胃】

超声所见:

患者饮水及造影剂(300～500ml)后,胃壁不增厚,层次清晰,黏膜连续,胃蠕动正常,胃腔未见明显肿块,十二指肠球部充盈良好。CDFI 显示血流信号正常范围。

超声提示: 胃未见明显异常。

【浅表性胃炎】

超声所见:

患者饮水及造影剂(300～500ml)后,胃壁层次清,黏膜层稍毛糙,皱襞稍水肿,胃腔未见明显肿块及溃疡灶,球部充盈良好。

超声提示: 符合浅表性胃炎声像图。

【萎缩性胃炎】

超声所见:

患者饮水或造影剂(300～500ml)后,胃壁增厚,层次清晰,黏膜肌层相对增厚,胃蠕动缓慢。CDFI 显示血流信号不丰富。

超声提示: 符合萎缩性胃炎声像图。

【胃溃疡】

超声所见:

患者饮水及造影剂(300～500ml)后,胃腔充盈佳,胃壁层次清晰,胃窦部(胃小弯)胃壁局限性增厚,约____cm,回声减低,黏膜层连续性中断,局部凹陷,范围约为____cm ×

____cm，黏膜下层连续，胃蠕动存在，幽门启闭正常。CDFI显示血流信号不丰富。

超声提示：符合胃溃疡声像图。

【十二指肠球部溃疡】

超声所见：

患者饮水及造影剂（300～500ml）后，十二指肠球部形态欠规则，充盈欠佳，肠壁层次清晰，前壁局限性增厚，回声减低，黏膜层不连续，可见一个范围____cm×____cm 的凹陷面，其表面可见斑点状强回声附着。CDFI 显示血流信号不丰富。

超声提示：符合十二指肠球部溃疡声像图。

【胃癌】

超声所见：

患者饮水或造影剂（300～500ml）后，胃腔充盈良好，前壁（后壁）局限性不规则增厚，表面不平，最厚处厚度为____cm，范围____cm×____cm，该段胃壁层次不清，胃蠕动波至此消失，病变区浆膜面回声连续（消失）。CDFI 显示周边可见较丰富的血流信号。腹腔内未见（可见）肿大淋巴结。

超声提示：胃前壁（后壁）不规则增厚（考虑胃占位性病变）。

【胃平滑肌瘤】

超声所见：

患者饮水或造影剂（300～500ml）后，胃前（后）壁内显示一个类圆形低回声团块，大小约____cm×____cm，团块向胃腔内凸起，边界清楚、无包膜，内部回声欠均匀，无囊性变。胃黏膜和浆膜层高回声线连续性好。CDFI 显示内部稀疏点状或短棒状血流信号。

超声提示：胃前（后）壁实性团块，考虑胃平滑肌瘤。

【胃平滑肌肉瘤】

超声所见：

患者饮水或造影剂（300~500ml）后，胃前（后）壁内显示一个类圆形低回声团块，凸向胃腔内，团块大小约＿＿cm×＿＿cm，其形态不规则，边界不整齐，内部回声不均匀，其间可见不规则高回声区和无回声区，病变局部黏膜高回声线连续中断，浆膜与周围组织分界不清楚，CDFI 显示团块周边部血流信号较丰富。

超声提示：胃后壁实性肿物，考虑胃平滑肌肉瘤。

第四章

泌尿生殖系统

第一节 肾 脏

【正常肾脏】

超声所见：

二维超声：双肾形态大小正常，左肾大小为＿＿cm×＿＿cm×＿＿cm，实质厚＿＿cm；右肾大小为＿＿cm×＿＿cm×＿＿cm，实质厚＿＿cm，轮廓规整，实质呈低回声，皮髓质界限清晰，集合系统排列整齐，肾盂输尿管未见扩张。

CDFI：双肾血流灌注良好。

超声提示：双肾未见明显异常。

【肾结石】

超声所见：

二维超声：双肾形态大小正常，左肾大小为＿＿cm×＿＿cm×＿＿cm，实质厚＿＿cm；右肾大小为＿＿cm×＿＿cm×＿＿cm，实质厚＿＿cm，轮廓规整，肾实质呈低回声，皮髓质界限清晰，集合系统排列整齐，于左（右／双）肾集合系统内可探及1～2个直径为＿＿cm强回声（斑点状回声），后伴声影。

CDFI：双肾血流灌注良好；强回声后方有快闪伪像。

超声提示：左（右／双）肾结石。

【肾脏囊性肿物】

超声所见：

二维超声：双肾形态大小正常，左肾大小为＿＿＿cm×＿＿＿cm×＿＿＿cm，实质厚＿＿＿cm；右肾大小为＿＿＿cm×＿＿＿cm×＿＿＿cm，实质厚＿＿＿cm，轮廓规整，肾实质呈低回声，皮髓质界限清晰，肾盂输尿管无扩张，双（左／右）实质内可探及大小＿＿＿cm×＿＿＿cm无回声，壁薄光滑，内部透声尚可，后方回声增强。

CDFI：其内未见血流信号，双肾血流灌注良好。

超声提示：左（右／双）肾囊性占位，考虑肾囊肿。

【肾盂旁囊肿】

超声所见：

二维超声：双肾形态大小正常，左肾大小为＿＿＿cm×＿＿＿cm×＿＿＿cm，实质厚＿＿＿cm；右肾大小为＿＿＿cm×＿＿＿cm×＿＿＿cm，实质厚＿＿＿cm，轮廓规整，肾实质呈低回声，皮髓质界限清晰，于左（右／双）肾窦上（中／下）部靠近外侧可见一大小＿＿＿cm×＿＿＿cm无回声区，呈圆形，边缘整齐，界限清晰，后方回声增强显著，未见肾盂肾盏扩张征象。

CDFI：其内未见血流信号，双肾血流灌注良好。

超声提示：左（右／双）肾囊性肿物，考虑肾盂旁囊肿。

【肾脏实质肿瘤】

超声所见：

二维超声：双肾形态正常（失常），左肾大小为＿＿＿cm×＿＿＿cm×＿＿＿cm，实质厚＿＿＿cm；右肾大小为＿＿＿cm×＿＿＿cm×＿＿＿cm，实质厚＿＿＿cm，肾实质呈低回声，皮髓质界限清晰(不清晰),集合系统排列整齐(不整齐),于左(右/双)肾实质上(中/下)极内可探及一等(强/低)回声团块,大小约____cm×____cm,边界(欠)清晰,形态(不)规整,内部回声(不)均匀。

CDFI:团块内部可(未)探及血流信号,周边可(未)探及包绕血流信号。

超声提示: 左(右/双)肾实性占位,考虑血管平滑肌脂肪瘤(肾母细胞瘤/肾癌)可能性大,建议必要时进行超声造影检查。

【肾盂肿瘤】

超声所见:

二维超声:左(右/双)肾形态尚正常,轮廓规整,边缘完整,肾实质呈低回声,皮髓质界限清晰,集合系统排列不整齐,可(未)见肾盂分离,于肾窦上(中/下)肾盏内可见低回声团块,大小约____cm×____cm,形态不规则,边界欠清晰,内部回声尚均匀,周围肾盏可见扩张,输尿管未见扩张。

CDFI:肿物内可见少量血流信号/未见明显血流信号。右/左肾及输尿管未见异常。

超声提示: 左(右/双)肾盂实性占位性病变,肾盂癌待除外,建议必要时进行超声造影检查。

【肾脏弥漫性病变】

超声所见:

二维超声:双肾形态正常(增大/缩小),左肾大小为____cm×____cm×____cm,实质厚____cm;右肾大小为____cm×____cm×____cm,实质厚____cm,轮廓清晰(欠清晰),表面光滑(欠/不光滑),肾实质回声增强,皮髓质界限不清,集合系统排列整齐(不整齐)。

CDFI:双肾血流显示略减少(减少)。

超声提示:双肾弥漫性病变声像图,肾血流减少(请结合临床)。

【肾积水】

超声所见:

二维超声:双肾大小形态正常(增大),左肾大小为____cm×____cm×____cm,实质厚____cm;右肾大小为____cm×____cm×____cm,实质厚____cm,轮廓规整,肾实质呈低回声,厚度正常(变薄),左(右/双)肾集合系统排列不规整,左(右/双)肾集合系统分离为____cm,呈花瓣状(烟斗状)。

CDFI:双肾血流灌注良好(欠佳)。

超声提示:左(右/双)肾轻(中/重)度积水。

【多囊肾】

超声所见:

二维超声:双肾形态失常,体积增大,左肾大小为____cm×____cm×____cm,实质厚____cm;右肾大小为____cm×____cm×____cm,实质厚____cm,轮廓不规整,于双肾内探及多个大小不等的椭圆形无回声团,轮廓清晰,相互不通,后壁回声增强,左侧较大者约____cm×____cm,右侧较大者约____cm×____cm,左(右/双)侧可见直径约____cm强回声团,伴声影,双侧集合系统排列不整齐。

CDFI:双肾血流灌注减少。

超声提示:符合多囊肾声像图。

【肾钙化灶】

超声所见：

二维超声：双肾形态正常，左肾大小为＿＿cm×＿＿cm×＿＿cm，实质厚＿＿cm；右肾大小为＿＿cm×＿＿cm×＿＿cm，实质厚＿＿cm，轮廓规整，肾实质呈低回声，皮髓质界限清晰，集合系统排列整齐。于左（右／双）肾上（中／下）极实质内探及直径约＿＿cm的强回声斑点状回声（团），后方伴弱声影。

CDFI：双肾血流灌注良好。

超声提示：符合左（右／双）肾钙化灶声像图。

【双肾盂】

超声所见：

二维超声：左（右／双）肾形态正常（欠规整），体积正常（增大），左肾大小为＿＿cm×＿＿cm×＿＿cm，实质厚＿＿cm；右肾大小为＿＿cm×＿＿cm×＿＿cm，实质厚＿＿cm，左（右／双）肾以长径增大明显，外形略呈葫芦形，内缘侧的中部可见一特征性的凹形切迹，内可见两个独立的集合系统，均排列整齐。

超声提示：左（右／双）肾符合双肾盂声像图。

【肾缺如（孤立肾）】

超声所见：

二维超声：左（右）肾体积明显增大，大小为＿＿cm×＿＿cm×＿＿cm，实质厚＿＿cm。肾被膜完整，表面光滑，肾实质呈低回声，皮髓质界限清晰，集合系统排列整齐。

CDFI：左（右）肾动脉清晰可见，其内血流通畅，频谱未见异常。右（左）侧肾窝及腹部、盆腔等多部位均未发现肾脏图像。

超声提示：右(左)侧孤立肾，右(左)侧肾缺如？建议进一步检查，以除外右(左)侧肾发育不全或肾萎缩。

【异位肾】

超声所见：

二维超声：左(右)肾脏区未探及肾脏。于左(右)侧盆腔近髂窝部发现一肾脏回声，大小约为____cm×____cm×____cm，实质厚____cm，外形及内部回声大致正常，血流信号与正常肾脏相似。

右(左)肾位置正常，大小为____cm×____cm×____cm，实质厚____cm，肾实质呈低回声，皮髓质界限清晰，集合系统排列整齐，肾盂未见分离。

超声提示：左(右)肾异位肾，考虑为盆腔肾。

【融合肾(马蹄铁形肾)】

超声所见：

二维超声：双肾长轴位置异常，俯卧位背侧肾区长轴呈倒置的"V"字形，背部横断扫查仍可显示左、右肾的部分纵断图。

上腹部横断扫查，可见条带状实性"肿物"横跨在脊柱和大血管前面，呈中低水平回声并与双侧肾脏下极连接。正中纵断扫查可见此肿物呈扁椭圆形，位于腹主动脉腹侧，酷似腹膜后低回声肿物或肿大的淋巴结。

超声提示：符合融合肾(马蹄铁形肾)声像图。

【移植肾】

超声所见：

二维超声：于左(右)侧髂窝处可探及移植肾回声，大小约____cm×____cm×____cm,实质厚____cm,肾内结构清晰,肾盂未见扩张。

CDFI:肾内血供丰富,呈"树枝状",动静脉通畅。PW示肾内动脉血流频谱正常,PI:____～____,RI:____～____。肾周未见明显积液回声。

超声提示:移植肾超声目前未见明显异常。

*PI 为搏动指数;RI 为阻力指数。

* 移植肾的血流阻力偏低。

【肾发育不全】

超声所见:

二维超声:左(右)肾体积减小,大小约____cm×____cm×____cm,实质厚____cm;外形(不)规则,边缘整齐、清晰,肾内结构回声正常;实质与肾窦比例异常,实质明显较薄,仅为____cm,肾窦区相对增大。右(左)侧肾脏形态及结构均正常,体积增大,大小约____cm×____cm×____cm;肾实质呈低回声,皮髓质界限清晰,集合系统排列整齐,肾盂未见分离。

CDFI:左(右)侧肾血流灌注略减少,右(左)侧肾脏血流灌注良好。

超声提示:左(右)肾发育不全,右(左)肾代偿性增大。

【肾实质脓肿】

超声所见:

1. 早期

二维超声:左(右)肾弥漫性(局限性)增大,肾实质内可见____个稍高回声区,范围约____cm×____cm,边界模糊不清,内部回声不均匀,有球体感,其与周围组织粘连处可见肾轮廓线中断。

CDFI:内部血流分布紊乱。

2. 脓肿期

二维超声:左(右)肾弥漫性(局限性)增大,肾实质内可见一个不规则的无回声区,范围约＿＿cm×＿＿cm,周边为不规则厚壁,境界清楚(不清楚),病灶内为浮动的细点状回声(混杂组织条块)。局部肾包膜回声模糊、有/无中断,与周围组织固定,呼吸时无相对运动,整个肾脏运动明显受限。

CDFI:病灶边缘可见少量血流信号。

3. 吸收期

二维超声:左(右)肾略增大,肾内病灶减小、暗区减少,回声增强。

CDFI:可见少量血流信号,血流分布趋向正常。

超声提示:符合肾实质脓肿声像图。

【肾周围脓肿】

超声所见:

二维超声:左(右)肾周脂肪囊明显扩大(局限性膨大),其内显示范围较为局限的低回声(无回声)区,范围约＿＿cm×＿＿cm,包绕肾实质,壁较厚而粗糙,厚约＿＿cm。肾是/否受推压,有/无移位或局部压迹,内是/否可见不规则中等回声区或点状、絮状回声。

CDFI:内部未见明显血流信号。

超声提示:结合病史考虑肾周围脓肿可能性大。

【肾挫伤】

超声所见:

二维超声:左(右/双)肾形态大小正常(轻度增大),

实质回声不均匀,实质内可见局限性异常高回声(低回声/无回声)区,边界不清,形态不规则。

超声提示: *左(右/双)肾脏声像图,结合病史考虑肾脏挫伤可能性大,请结合临床。*

【肾裂伤】

超声所见:

二维超声:左(右/双)肾外形弥漫性(局限性)肿大,肾包膜局部向外膨出,连续性欠佳,实质内显示边缘不规则的低回声(无回声)区。肾周围是/否可见与实质内异常回声相连续的无回声区,包绕肾实质(局限于肾包膜下),肾实质是/否受压变形。

超声提示: *左(右/双)肾脏异常声像图,结合病史考虑肾裂伤可能性大,请结合临床。*

【肾盂肾盏损伤】

超声所见:

二维超声:左(右/双)肾体积明显增大,包膜尚连续,实质内可见不规则小无回声区。肾窦扩大,外形不规整,回声散乱,与肾皮质分界不清。肾盂肾盏有/无分离扩张呈无回声,范围约＿＿＿cm×＿＿＿cm,无回声区内可见浮动的点状(块状)低回声。

超声提示: *左(右/双)肾脏异常声像图,结合病史考虑肾盂肾盏损伤可能性大,请结合临床。*

【肾粉碎伤】

超声所见:

二维超声:左(右/双)肾体积明显增大,轮廓不清,包膜呈断续状(完全不能显示),实质回声模糊,呈不均质的杂乱回声团。肾窦回声存在(消失),肾窦内是/否可见无回声区或低回声团。腹腔内可见不规则游离无回声区。

超声提示: 左(右/双)肾脏异常声像图,结合病史考虑肾粉碎伤可能性大,请结合临床。

【肾蒂伤】

超声所见:

二维超声:左(右/双)肾体积增大,形态失常,实质增厚、回声减低,内部结构紊乱,可见片状增强回声及低回声区,肾实质与集合系统分界不清,肾周、肾内均可见形态不规则的液性区。腹腔内可见不规则游离无回声区。

超声提示: 左(右/双)肾脏异常声像图,结合病史考虑肾蒂伤可能性大,请结合临床。

【肾结核】

超声所见:

二维超声:左(右/双)肾形态大小正常(轻度增大),失去正常回声,轮廓欠清晰,形态不规则,实质内多处可见带状强回声,后伴声影,数个肾盏扩张,内为无回声区,内壁不光滑,透声欠佳,可见点状、絮状回声。

超声提示: 左/右肾超声图像改变结合病史考虑为肾结核。

第二节　肾上腺及腹膜后疾病

【正常肾上腺】

超声所见:

二维超声:双侧肾上腺大小、形态正常,左侧厚____cm、右侧厚____cm，轮廓规整，实质回声均匀。双侧肾上腺区未见明确囊性或实性占位。

超声提示：双侧肾上腺未见明显异常。

【肾上腺皮质增生】

超声所见：

二维超声：左（右／双）侧肾上腺弱回声区增厚，厚约____cm，形态饱满，内可见大小约____cm×____cm的圆形或椭圆形低回声团，内部呈均匀细点状低回声，可见明亮包膜回声。

CDFI：未见明显血流信号。

超声提示：左（右／双）侧肾上腺异常所见，符合肾上腺皮质增生声像图。

【肾上腺皮质腺瘤】

超声所见：

二维超声：左（右／双）侧肾上腺区可见圆形或椭圆形低回声或弱回声团块，大小约____cm×____cm，边界回声高而光整；内部回声均匀，低于正常肾上腺回声，并与正常肾上腺相连，但分界清楚；后方回声衰减不明显。

CDFI：未见明显血流信号。

超声提示：左（右／双）侧肾上腺区实性占位，考虑肾上腺皮质腺瘤。

【肾上腺皮质腺癌】

超声所见：

二维超声：左（右／双）侧肾上腺区可见一圆形或椭圆形低回声团，大小约____cm×____cm，边界不规整，呈分叶状，内部回声不均匀。

CDFI:回声团周边及内部可见(未见)血流信号。

超声提示:左(右/双)侧肾上腺区实性占位,不除外肾上腺皮质腺癌。

【嗜铬细胞瘤】

超声所见:

二维超声:左(右/双)侧肾上腺区可见大小约____cm×____cm 的低(弱)回声团,呈圆形(椭圆形),边界清晰、回声明亮,内部回声均匀(不均匀),内可见(未见)不规则无回声区。

肾上腺外、肾门、腹主动脉旁、髂动脉两侧、膀胱内可见(未见)异常回声,大小约____cm×____cm,边界清晰,内部回声均匀(不均匀)。

CDFI:回声团周边及内部可见(未见)血流信号。

超声提示:左(右/双)侧肾上腺区实性占位,肾上腺外(是/否)实性占位(考虑嗜铬细胞瘤可能性大)。

【神经母细胞瘤和神经节瘤】

超声所见:

二维超声:左(右/双)侧肾上腺区可见低回声团,大小约____cm×____cm,轮廓清楚,边缘不规则(呈结节状),内部回声杂乱,低回声区内可见(分布不均匀的密集点状强回声结节),其间有(无)不规则的小无回声区。肾脏是/否受压下移。

超声提示:左(右/双)侧肾上腺区实性占位,考虑神经母细胞瘤(神经节瘤)。

【肾上腺转移癌】

超声所见:

二维超声:左(右/双)侧肾上腺区可见一个(多个)低

回声团,大小(较大者)约____cm×____cm,呈椭圆形,略分叶,边界回声中等。

CDFI:回声团周边及内部可见(未见)血流信号。

超声诊断:左(右/双)侧肾上腺区实性占位,结合病史考虑肾上腺转移癌。

【肾上腺囊肿】

超声所见:

二维超声:左(右/双)侧肾上腺区可见边缘光滑的圆形无回声区,壁薄,单房(多房),后方回声增强,囊内可见(未见)细点状回声浮动。

超声提示:左(右/双)侧肾上腺区囊性占位。

【肾上腺感染性疾病】

超声所见:

二维超声:左(右/双)侧肾上腺弥漫性增大(形成混合回声团),大小约____cm×____cm,可见(未见)钙化强回声,内部可见(未见)弱回声(无回声)区。

超声提示:左(右/双)侧肾上腺区异常回声,结合病史考虑肾上腺感染可能性大。

【肾上腺出血】

超声所见:

二维超声:左(右/双)侧肾上腺弥漫性肿大,表现为高(低/无)回声,内部可见(未见)分隔。

超声提示:左(右/双)侧肾上腺区异常回声,结合病史不除外肾上腺出血。

【髓样脂肪瘤】

超声所见：

二维超声：左（右 / 双）侧肾上腺区可见不规则高回声团，大小约＿＿＿cm×＿＿＿cm，与肾周围脂肪有分界，随呼吸运动可有变形。

超声提示：左（右 / 双）侧肾上腺区实性占位，考虑髓样脂肪瘤可能性大。

【腹膜后囊性占位】

超声所见：

二维超声：腹部经多方探查，于＿＿＿周围［＿＿＿侧腹部 / 平＿＿＿腰椎 /＿＿＿侧髂血管旁 / 膀胱、前列腺上方（后方）/＿＿＿侧肾脏下方（内侧）/＿＿＿侧肾上腺区］可探及一椭圆形（圆形 / 形态不规则）无回声区（回声团），大小约＿＿＿cm×＿＿＿cm，边界清晰，包膜光滑、完整（无完整包膜），囊壁厚（薄），内壁光滑（粗糙），外壁光滑（粗糙），其内透声佳（尚可 / 不佳），可见（未见）纤细（粗大）纤维条索分隔，伴（不伴）乳头（多发小囊性无回声 / 强回声密集点状回声 / 强回声斑点状回声伴声影），后方回声增强（不增强），与周围脏器无关（有关）。探头加压肿块变形（不变形）。患者深呼吸后见上述包块移动幅度明显小于腹部脏器（与腹部脏器运动同步 / 不同步）。

腹部及腹膜后大血管旁探及（未探及）明显肿大淋巴结。

CDFI：肿块周边及内部可见（未见）血流信号，不与主动脉相通。

超声提示：左（中 / 右）侧腹腔囊性占位，来源腹膜后可能，良 / 恶性（可能性大）。

【腹膜后混合性占位】

超声所见：

二维超声：腹部经多方探查，于＿＿＿周围［＿＿＿侧腹部／平＿＿＿腰椎／＿＿＿侧髂血管旁／膀胱、前列腺上方（后方）／＿＿＿侧肾脏下方（内侧）／＿＿＿侧肾上腺区］可探及一个（多个）椭圆形（圆形／形态不规则）混合回声区（回声团），（较大者）大小约＿＿＿cm×＿＿＿cm，是／否相互融合，边界清晰（不清晰），包膜光滑、完整（无完整包膜），以囊性（实性）为主，其内透声佳（尚可／差），可见纤细（粗大）纤维条索分隔（乳头／实质性团块／强回声密集点状回声／强回声斑点状回声伴声影），实性部分回声分布均匀（尚可／不均匀），后方回声增强（衰减），与周围脏器无关（有关）。探头加压肿块（是／否）变形。患者深呼吸后见上述包块移动幅度明显小于腹部脏器（与腹部脏器运动同步／不同步）。腹部及腹膜后大血管旁探及（未探及）明显肿大淋巴结。

CDFI：肿块周边及内部可见（未见）血流信号。血流信号丰富（不丰富），呈动脉（静脉）频谱，RI：＿＿＿。

超声提示：左（中／右）侧腹腔混合性占位，来源腹膜后可能，良（恶）性可能性大。

【腹膜后良性实性占位】

超声所见：

二维超声：腹部经多角度探查，于＿＿＿周围［＿＿＿侧腹部／平＿＿＿腰椎／＿＿＿侧髂血管旁／膀胱、前列腺上方（后方）／＿＿＿侧肾脏下方（内侧）／＿＿＿侧肾上腺区］可探及一个（多个）椭圆形（圆形／形态不规则）低（高／等）回声区（回声团），（较大者）大小约＿＿＿cm×＿＿＿cm，（是／否）相互融合，边界清晰（不清晰），包膜光滑、完整（无完整包膜），其内回声分布均匀（尚可／不均匀），内部可见不规则无回声区（强回声斑点状回声伴声影），后方回声增强（衰减）。不随体位（呼吸）移动，与周围脏器无关（有关）。探头加压肿块（是／否）变形。患者深呼吸后见上述包块移动幅度明显小于腹部脏器（与腹部脏器运动同步／不同步）。腹部及腹膜后大血管旁探及（未探及）明显肿大淋巴结。

　　CDFI：肿块周边及内部（可见／未见）血流信号。血流信号丰富（不丰富），呈动脉（静脉）频谱，RI：＿＿＿＿。

　　超声提示：左（中／右）侧腹部实性占位，来源腹膜后可能。良性（可能性大）。

　　【腹膜后恶性实性占位】
　　超声所见：
　　二维超声：腹部经多方探查，于＿＿＿＿周围［＿＿＿＿侧腹部／平＿＿＿＿腰椎／＿＿＿＿侧髂血管旁／膀胱、前列腺上方（后方）／＿＿＿＿侧肾脏下方（内侧）／＿＿＿＿侧肾上腺区］可探及一个（多个）椭圆形（圆形／形态不规则）低（高／等）回声区（回声团），（较大者）大小约＿＿＿＿cm×＿＿＿＿cm，（是／否）相互融合，边界清晰（不清晰），包膜光滑、完整（无完整包膜），其内回声分布均匀（尚可／不均匀），可见不规则无回声区（强回声斑点状回声伴声影），后方回声增强（衰减）。不随体位（呼吸）移动，与周围脏器无关（有关）。探头加压肿块（是／否）变形。患者深呼吸后见上述包块移动幅度明显小于腹部脏器（与腹部脏器运动同步／不同步）。腹部及腹膜后大血管旁探及（未探及）明显肿大淋巴结。

　　CDFI：肿块周边及内部可见（未见）血流信号。血流信号丰富(不丰富),呈动脉(静脉)频谱,RI:＿＿＿。

超声提示:左(中／右)侧腹腔实性占位,来源腹膜后可能,恶性可能性大。

第三节　输　尿　管

【正常输尿管】

超声所见:

二维超声:双侧输尿管所显示部分未见扩张,其内未见明显异常回声。

超声提示:双侧输尿管未见扩张。

【输尿管结石】

超声所见:

二维超声:左(右)侧输尿管上(中／下)段扩张,内径为＿＿＿cm,于上(中／下)段内探及一直径＿＿＿cm的强回声,后方伴声影。

超声提示:左(右)侧输尿管上(中／下)段结石合并输尿管轻(中／重)度扩张、积水。

【输尿管囊肿】

超声所见:

二维超声:膀胱充盈良好,壁连续,尚光滑,左(右／后)壁可见大小约＿＿＿cm×＿＿＿cm的无回声区,向膀胱腔内凸起,囊壁薄而清晰、规则。无回声区的大小可随输尿管蠕动有节律的变化,排尿后无回声可缩小,无回声以上输尿管管腔稍宽,最宽处直径约＿＿＿cm。

超声提示:左(右)侧输尿管囊肿。

【输尿管肿瘤】

超声所见:

二维超声:左(右／双)侧输尿管上(中)段扩张,内径约＿＿＿cm,沿扩张的输尿管向下追踪,输尿管中(下)段突然截断,此处可见大小约＿＿＿cm×＿＿＿cm 的条形低回声团块,边界欠清晰,不规整,内部回声欠均匀。

CDFI:内可探及少量血流信号／内未探及明显血流信号。

超声提示:左／右／双侧输尿管中上段扩张、积水伴下段实性占位性病变(考虑肿瘤可能性大)。

第四节　膀　　胱

【正常膀胱】

超声所见:

二维超声:膀胱充盈良好,壁光滑,不增厚,内透声良好,未探及异常回声。

超声提示:膀胱未见异常。

【膀胱结石】

超声所见:

二维超声:膀胱充盈佳(欠佳),内壁光滑,于膀胱内探及一个(多个)直径＿＿＿cm 的强回声,后方伴声影,并随体位改变而移动。

超声提示:符合膀胱单发(多发)结石声像图。

【膀胱实质性占位性病变】

超声所见:

二维超声:膀胱充盈佳(欠佳),于前(后／右侧／左侧)

壁探及乳头状（菜花样）高（等/低）回声团,大小约____cm×
____cm,向腔内突入,无声影,不随体位改变而移动。其附
着处膀胱壁增厚约____cm,范围约____cm×____cm,浆膜
层线性回声光滑平整,与周围边界清。

CDFI:团块内部及周围血流信号丰富。

超声提示:膀胱前（后/右侧/左侧）壁实性占位（考虑
膀胱癌可能性大,建议进一步检查）。

【膀胱憩室】

超声所见:

二维超声:膀胱充盈佳（欠佳）,于左（右）侧探及一无
回声区,大小为____cm×____cm,其内透声佳（欠佳）,与膀
胱相通,排尿后无回声区缩小。

超声提示:符合膀胱憩室声像图。

【膀胱内凝血块】

超声所见:

二维超声:膀胱充盈佳（欠佳）,内壁不光滑,壁厚____
cm,其内探及一略强（低）回声团块,大小约____cm×____
cm,后方不伴声影,随体位改变而移动。

CDFI:团块内及周边未见血流信号。

超声提示:符合膀胱内凝血块声像图。

【膀胱异物】

超声所见:

二维超声:膀胱充盈良好,膀胱壁完整平滑,层次清
晰,内壁光滑,于膀胱腔内可见弯曲的线条样强回声,沉积
于膀胱后侧壁,随体位改变有移动。

超声提示:符合膀胱内异物声像图。

【膀胱小梁样改变】

超声所见:

二维超声:膀胱充盈佳(不佳),内壁不光滑、毛糙,厚度不均,最厚处约____cm,可见数十个大小不等隆起样回声。

超声提示:符合膀胱小梁样改变声像图。

【腺性膀胱炎】

超声所见:

二维超声:膀胱充盈佳,内壁光滑(不光滑),后壁非均匀性增厚,最厚处约____cm,尤以膀胱三角区为著,并可见小梁样改变,透声暗区内可探及散在点状回声或导尿管回声。

超声提示:膀胱后壁非均匀性增厚(以膀胱三角区为著),考虑腺性膀胱炎。

【残余尿】

超声所见:

二维超声:排尿后膀胱内可见残余尿量约____ml。

超声提示:残余尿量约____ml。

【膀胱即时尿量】

超声所见:

二维超声:膀胱即时尿量____ml。

超声提示:膀胱即时尿量____ml。

【尿潴留】

超声所见:

二维超声:膀胱过度充盈,即时尿量约____ml,内壁光滑,其内未见异常回声。

超声提示：*尿潴留。*

第五节　前　列　腺

【正常前列腺】

超声所见：

二维超声：前列腺各径大小正常，大小约____cm×____cm×____cm，形态规整，包膜完整，实质回声均匀。

CDFI：腺体内未探及异常血流信号。

超声提示：前列腺未见异常。

【前列腺炎】

超声所见：

二维超声：前列腺体积略增大，大小约____cm×____cm×____cm，轮廓尚（欠）规整，包膜毛糙，实质回声不均匀，呈斑片状强回声与低回声相间。

CDFI：血流信号增多／血流信号未见明显异常。

超声提示：符合前列腺炎声像图。

【前列腺增生症并结石】

超声所见：

二维超声：前列腺各径增大，大小约____cm×____cm×____cm，两侧对称，包膜完整，纵切面可见基底部突入膀胱腔达____cm，内腺呈球形增大，外腺明显受压变薄，内外腺界限整齐、清晰，内回声不均匀，见____个弧形强回声，大小（大者）约____cm×____cm，后方伴声影。

CDFI：血流信号未见明显异常。

超声提示：符合前列腺增生症并结石声像图。

【前列腺增生症并尿潴留、膀胱嵴梁化】

超声所见：

二维超声：前列腺各径增大，大小约＿＿＿cm×＿＿＿cm×＿＿＿cm，两侧对称，纵切面可见基底部突入膀胱腔达＿＿＿cm，内腺呈球形增大，外腺明显受压变薄，内外腺界限整齐、清晰，内回声不均匀，被膜完整。膀胱充盈可，形态类圆形，膀胱壁增厚达＿＿＿cm，毛糙、高低不平，以后壁明显。

CDFI：血流信号未见明显异常。

超声提示：符合前列腺增生症并尿潴留、膀胱嵴梁化声像图。

【前列腺癌】

经腹超声检查：

二维超声：前列腺大小约＿＿＿cm×＿＿＿cm×＿＿＿cm，形态不规则，于左（右）侧外腺区可见＿＿＿cm×＿＿＿cm的不规则低回声团，边缘不清，内部回声不均匀，内见（未见）散在强回声斑约为＿＿＿cm，其前缘是/否与膀胱颈部分界不清，膀胱颈部回声增厚、隆起不规则。后缘是/否与直肠分界不清，是/否可见多个低回声肿大淋巴结。

CDFI：前列腺低回声团内可见丰富血流信号。

超声提示：前列腺左（右）侧外腺区实性占位，考虑前列腺癌可能性大，建议超声引导下穿刺活检。盆腔多发低回声团，考虑淋巴结转移。

经直肠超声检查：

二维超声：前列腺左右径＿＿＿cm，前后径＿＿＿cm，移行区前后径＿＿＿cm，向膀胱内隆起＿＿＿cm，前列腺长径＿＿＿cm，前列腺重量＿＿＿g（参考值：轻度增生20～25g，中度增生 26～50g,重度增生 >50g)。

前列腺形态正常 / 饱满,体积正常 / 增大,包膜完整 / 中断,左右对称 / 不对称。移行区和周缘区分界清晰 / 不清晰,移行区回声不均 / 呈结节状。实质内无 / 可见斑点状强回声(单发 / 多发);无 / 可见多发囊肿,大者约____cm×____cm。前列腺底部中线、移行区和周缘区交界处无 / 可见梭形囊性结构,大小约____cm×____cm,边界清楚。(移行区增生明显的情况下)周缘区无 / 受压变薄,未见明确结节或占位性病变,CDFI 示其内有 / 无异常血流信号。

双侧精囊腺结构显示清楚,未见明显异常。

超声提示:

1.前列腺超声未见异常。

2.前列腺周缘区 / 移行区结节 / 弥漫性占位病变。

3.良性前列腺增生。

第六节 精 囊

【正常精囊】

超声所见:

二维超声:双侧精囊大小正常,轮廓规整,实质不均质回声。

CDFI:未探及异常血流信号。

超声提示: 双侧精囊未见异常。

【精囊炎】

超声所见:

二维超声:左侧精囊大小为____cm×____cm,右侧精囊大小为____cm×____cm,体积增大,囊壁模糊不清,实质回声不均匀,内可见点状高或强回声。

CDFI:未探及异常血流信号。

超声提示: 双侧精囊炎性改变声像图。

【精囊囊肿】

超声所见:

二维超声:前列腺外形、大小和内部回声未见异常。左(右/双)侧精囊扩张明显,大小约____cm×____cm。内部呈异常无回声区,后方回声增强。右(左)侧精囊未见异常。

超声提示: 符合左(右/双)侧精囊囊肿声像图。

第七节　睾　　丸

【正常睾丸】

超声所见:

二维超声:左侧睾丸大小____cm×____cm,右侧睾丸大小____cm×____cm,双侧睾丸大小、形态正常,内部回声均匀。

CDFI:睾丸内未见异常血流信号。

超声提示: 双侧睾丸未见明显异常。

【隐睾】

超声所见:

二维超声:左/右侧阴囊内未探及睾丸组织回声,于左/右侧腹股沟处可见一低回声团,回声同睾丸组织,大小约____cm×____cm,内部回声均匀。

CDFI:低回声团内可见血流信号。

超声提示：*左 / 右侧隐睾。*

【睾丸炎】

超声所见：

二维超声：*左 / 右侧睾丸体积增大，大小____cm×____cm，内部回声不均匀。*

CDFI：*左 / 右侧睾丸内血流增多。*

超声提示：*左 / 右侧睾丸体积增大，回声不均，血流增多（符合睾丸炎声像图）。*

【睾丸微石症】

超声所见：

二维超声：*双侧睾丸大小、形态正常，内部回声不均匀，其内可见大量点状强回声。*

CDFI：*未见异常血流信号。*

超声提示：*睾丸微石症。*

【睾丸扭转】

超声所见：

二维超声：*左 / 右侧睾丸体积增大，内部回声明显不均匀，可见多个小片状低回声区。*

CDFI：*左 / 右侧睾丸内血流明显减少 / 减少 / 无血流信号显示。*

超声提示：*左 / 右侧睾丸体积增大，回声不均匀，血流减少，睾丸扭转可能性大。*

【睾丸鞘膜积液】

超声所见：

二维超声：*左 / 右 / 双侧睾丸鞘膜内可见液性暗区，范围分别为____cm×____cm、____cm×____cm，其内透声良*

好／差,可见大量点状强回声悬浮。

超声提示:左／右／双侧睾丸鞘膜积液(少量／中等量／大量)。

【睾丸结核】

超声所见:

二维超声:左／右侧睾丸体积增大,内部回声明显不均匀,强弱不等,可见多发低／高回声区。

CDFI:左／右侧睾丸内血流增多。

超声提示:左／右侧睾丸体积增大,回声不均匀,血流增多,考虑为睾丸结核。

【睾丸囊肿】

超声所见:

二维超声:左／右侧睾丸内可见一无回声团,大小约____cm×____cm,边界清晰,包膜完整,内部透声良／差。

CDFI:无回声团块内及周边未见血流信号。

超声提示:左／右侧睾丸囊肿。

【睾丸肿瘤】

超声所见:

二维超声:左／右侧睾丸内可见一低回声／高回声／不均质回声团块,大小约____cm×____cm,边界清晰／模糊,形态规则／不规则,有／无包膜。

CDFI:团块内及周边可见／未见血流信号。

超声提示:左／右侧睾丸实性占位。

【精索静脉曲张】

超声所见:

二维超声:于左、右侧阴囊上部及睾丸后下方可探及走行迂曲增粗的管腔结构,范围分别为＿＿＿cm×＿＿＿cm、＿＿＿cm×＿＿＿cm,精索静脉最宽处内径分别为＿＿＿mm、＿＿＿mm,Valsalva试验后内径分别为＿＿＿mm、＿＿＿mm(可见反流信号)。

超声提示:精索静脉曲张(轻/中/重度)

第八节　附　睾

【附睾炎】
超声所见:

二维超声:左/右侧附睾尾体积增大,大小＿＿＿cm×＿＿＿cm,内部回声不均匀,可见散在低/高回声区。

CDFI:左/右侧附睾内血流增多。

超声提示:左/右侧附睾尾体积增大,内部回声不均匀,血流增多,考虑炎性改变。

【附睾结核】
超声所见:

二维超声:左/右侧附睾局部/弥漫性增大,内部回声明显不均匀,强弱不等,可见多发低/高回声区。

CDFI:左/右侧附睾内血流增多。

超声提示:左/右侧附睾体积增大,回声不均匀,血流增多,考虑附睾结核。

【附睾头囊肿】
超声所见:

二维超声:左/右/双侧附睾头内可见一个/多个无回声小团块,最大者大小＿＿＿cm×＿＿＿cm,最小大者大小

____cm×____cm,边界清晰,包膜完整,内部透声良。

CDFI:无回声团块内及周边未见血流信号。

超声提示: *左 / 右 / 双侧*附睾头囊肿。

第九节　阴　　囊

【阴囊壁结石】

超声所见:

二维超声:*左 / 右*侧阴囊下方前 / 后壁上可见一枚 / 多枚强回声斑,大小约____cm×____cm,后方伴声影。

超声提示: *左 / 右*侧阴囊壁结石。

【阴囊疝】

超声所见:

二维超声:*左 / 右*侧阴囊内睾丸上方可探及一低回声 / 等回声 / 高回声团块,大小约____cm×____cm,内部回声不均匀,其内可见多发条索样回声,边界清晰 / 欠清晰。

CDFI:团块内及周边可见血流信号。

超声提示: *左 / 右*侧阴囊内低 / 等 / 高回声团块,考虑为左 / 右*侧腹股沟疝,疝入阴囊。

第五章
妇科与产科

第一节　妇　　科

一、子　　宫

【正常子宫及双附件】

超声所见：

子宫位置：前（后／水平）位。

子宫宫体：长径____cm，前后径____cm，左右径____cm，形态未见异常，被膜平整，肌层回声均匀。

子宫内膜：厚度____cm，内膜线居中，内膜回声均匀。

宫内节育器：有，位置居中或无。

子宫颈部：宽____cm，回声均匀，宫颈管线连续。

阴道部：可见一条阴道气线回声，未见异常回声。

左侧附件区：左卵巢径线____cm×____cm，卵巢形态未见异常，内部结构清晰，未见异常回声。

右侧附件区：右卵巢径线____cm×____cm，卵巢形态未见异常，内部结构清晰，未见异常回声。

超声提示：目前子宫及双附件区未见明显异常。

【始基子宫】

超声所见:

膀胱充盈佳,于膀胱后方可探及____cm×____cm×____cm的稍低回声区,未探及明显内膜线回声。

超声提示:子宫后方稍低回声区,未见明显内膜回声(考虑先天性子宫发育异常,始基子宫可能)。

【完全型纵隔子宫】

超声所见:

子宫宫体:长径____cm,前后径____cm,左右径____cm,子宫横切面可见宫底部平滑(略隆起),被膜平整,肌层回声均匀。

子宫内膜:可见条形低(等/强)回声带将宫腔分成左右两部分,内膜呈"V"形。左内膜厚约____cm,右内膜厚约____cm,内膜回声均匀。

宫内节育器:有,位于左侧或右侧或无。

子宫颈部:宽____cm,内部回声均匀。

超声提示:子宫先天发育异常,符合完全型纵隔子宫声像图。

【不完全型纵隔子宫】

超声所见:

子宫宫体:长径____cm,前后径____cm,左右径____cm,形态未见异常,被膜平整,肌层回声均匀,子宫横切面可见宫底部平滑(略隆起),横径增宽。子宫内膜:可见条形低(等/强)回声带将宫腔分成左右两部分,内膜呈"Y"形。左内膜厚约____cm,右内膜厚约____cm,内膜回声均匀,于子宫下段两侧内膜相互融合。

宫内节育器：有，位于左侧或右侧或无。

子宫颈部：宽＿＿＿cm，内部回声均匀，可见一宫颈管回声，管线回声连续。

超声提示： 子宫先天发育异常，符合不完全型纵隔子宫声像图。

【双角子宫】

超声所见：

子宫宫体：长径＿＿＿cm，前后径＿＿＿cm，左右径＿＿＿cm，被膜平整，肌层回声均匀。子宫横切面呈"蝶状"，可见两个内膜线回声，左内膜厚约＿＿＿cm，右内膜厚约＿＿＿cm。内膜回声均匀。

超声提示： 子宫先天发育异常，符合双角子宫声像图。

【残角子宫】

超声所见：

子宫宫体：长径＿＿＿cm，前后径＿＿＿cm，左右径＿＿＿cm，被膜平整，肌层回声均匀。于子宫左（右）侧可探及＿＿＿cm×＿＿＿cm 外突的稍低回声区，内可见内膜回声，与宫腔可见一管道相通（未见与宫腔相通）。

超声提示： 子宫左（右）侧低回声团，可见内膜回声（考虑先天子宫发育异常，残角子宫可能）。

【双子宫】

超声所见：

盆腔内可探及两个子宫回声：

左子宫前（后/水平）位。子宫宫体长径＿＿＿cm，前后径＿＿＿cm，左右径＿＿＿cm，形态未见异常，被膜平整，肌层回声均匀。子宫内膜厚度＿＿＿cm。可见（无）宫内节育器，位置居中。

右子宫前(后/水平)位。子宫宫体长径＿＿＿cm，前后径＿＿＿cm，左右径＿＿＿cm，形态未见异常，被膜平整，肌层回声均匀。子宫内膜厚度＿＿＿cm。可见(无)宫内节育器，位置居中。

可探及两个宫颈及两个阴道回声。

是/否合并单侧肾脏缺如。

超声提示：符合子宫发育异常声像图(双子宫、双宫颈、双阴道)。

【子宫肌壁间/浆膜下肌瘤】

超声所见：

子宫形态未见异常(形态不整)，被膜平整(不平整)，肌层回声不均匀。前(后/左/右/左前/左后/右前/右后/宫底)壁间(浆膜下)可探及＿＿＿cm×＿＿＿cm、边界尚清晰、外突(略外突/突向宫腔)的稍低(等/高)回声团，其内见大小不等的无回声区(其内见斑点状强回声)，其周边见环状强回声光斑。

CDFI：周边可探及环状血流信号，其内可见少量(较多/丰富)血流信号。

超声提示：子宫单发(多发)实质性占位，考虑肌壁间(浆膜下)肌瘤伴囊性变(钙化)。

【子宫黏膜下肌瘤】

超声所见：

于宫腔内(颈管内/宫颈外口处)可探及＿＿＿cm×＿＿＿cm边界尚清晰的稍低回声区(团)。

CDFI：可探及束状血流信号与前壁(后壁/宫底)相通

或未探及血流信号。

超声提示：子宫腔内（宫颈内／宫颈外口）实质性占位，考虑黏膜下肌瘤。

【子宫腺肌病】

超声所见：

子宫宫体：长径＿＿＿cm，前后径＿＿＿cm，左右径＿＿＿cm，形态饱满，被膜平整，子宫肌层回声不均匀增粗增强，前壁厚约＿＿＿cm，后壁厚约＿＿＿cm，前（后）壁肌层可探及弥漫的等（高）回声、散在的点状强回声及无回声小暗区，或前（后）壁肌层可探及范围约＿＿＿cm×＿＿＿cm弥漫的低（等／高）回声区，边界欠清。

CDFI：内见星点状（条状／束状）血流信号，周边无环绕血流信号。子宫内膜：厚度＿＿＿cm，内膜线居中（前移／后移），内膜回声均匀。

超声提示：符合弥漫性（局限性）子宫腺肌症声像图。

【子宫腺肌症合并腺肌瘤】

超声所见：

子宫宫体：长径＿＿＿cm，前后径＿＿＿cm，左右径＿＿＿cm，形态呈球形增大，被膜平整，肌层回声增强，粗糙不均，前壁肌层厚＿＿＿cm，后壁肌层厚＿＿＿cm，前（后）壁见一个（数个）回声不均稍高声区，（最大者）大小约＿＿＿cm×＿＿＿cm，边界不清。

CDFI：内见星点状（条状／束状）血流信号，周边无环绕血流信号。子宫内膜：厚度＿＿＿cm，内膜线居中（前移／后移），内膜回声均匀。

超声提示：符合子宫腺肌症、腺肌瘤声像图。

【子宫内膜息肉】

超声所见：

子宫内膜：厚度____cm，宫腔内可探及一个（多个）边界清晰（不清晰）的等（高）回声团，大小____cm×____cm。

CDFI：其内可探及星点状血流信号（与肌壁间可见血流信号相通）。

超声提示：宫腔内异常声像图，考虑子宫内膜息肉。

【子宫内膜异常增生】

超声所见：

子宫内膜：厚度____cm，内膜线居中，内膜回声增强、不均匀，内见数个小囊状回声。

CDFI：未见异常血流信号（可见少许／较多血流信号）。

超声提示：子宫内膜异常增厚声像图，考虑子宫内膜增生（腺囊性增生／腺瘤样增生）。

【子宫内膜癌】

超声所见：

子宫内膜：增厚____cm，回声不均匀或于宫腔内可探及____cm×____cm、边界清晰（不清晰）、形态不规则的等（混合）回声区，与子宫肌壁界限清（不清），宫腔分离____cm（无）。

CDFI：其内血流信号较丰富，PSV：____cm/s，RI：____。

超声提示：子宫内膜病变考虑子宫内膜癌（浸润肌层）。

【子宫肉瘤】

超声所见：

子宫宫体：长径____cm，前后径____cm，左右径____cm，径线明显增大，被膜平整，肌层回声不均匀。子宫肌层及内膜回声减低,肌层与内膜分界不清。宫腔内可见稍低回声区,与肌层分界不清。

CDFI:该区域血运较丰富。

超声提示:子宫肌层及内膜异常声像图,考虑子宫肉瘤并内膜浸润。

【子宫肌壁囊肿】

超声所见:

于前(后/左/右/左前/左后/右前/右后/宫底)壁可探及____cm×____cm边界清晰的无回声区,其内可见(未见)高回声分隔,其周边可探及正常的肌壁回声。

CDFI:周边及其内均未探及明显血流信号。

超声提示:符合子宫肌壁囊肿声像图。

【宫腔/宫颈粘连】

超声所见:

子宫内膜:单层厚度____cm,回声不均匀(强回声条索状结构),于宫腔内可探及范围约____cm×____cm低回声液性暗区,内见细密点状回声,宫腔下段宫腔线消失。

宫内节育器:有,位置居中/无。

子宫颈部:宽____cm,内部回声均匀,宫颈管线分离宽____cm,内见细密点状回声。

超声提示:符合子宫内膜炎、宫腔(宫颈管)积液声像图,考虑宫腔下段(宫颈管内口/宫颈管外口)粘连所致。

【宫腔残留】

超声所见:

子宫内膜:于宫腔内可探及范围____cm×____cm、界限欠清晰、形态不规则、不均质的高(低/混合)回声,其内见小无(低)回声区,与子宫前(后)壁分界不清。

CDFI:基底部可探及(未探及)血流信号。PSV:____ cm/s, RI:____。

超声提示:宫腔异常声像图考虑宫内残留。

【子宫穿孔】

超声所见:

子宫宫体:长径____cm,前后径____cm,左右径____cm,形态未见异常,被膜、肌层连续中断,肌层局限性回声不均匀,于子宫肌壁间可探及条状低(高)回声与宫腔相通,其外缘达子宫浆膜层,浆膜外可探及(未探及)分界不清的低回声(不均质回声)区。

超声提示:符合子宫穿孔声像图。

【宫内节育器异位】

超声所见:

宫内节育器:有,呈O形(T形/弓形/γ形/其他),位置前(后/上/下)异位。

超声诊断:宫内节育器位置(形态)异常。

【宫内节育器下移】

超声所见:

宫内节育器:有,位置下移,节育器上缘距宫底内膜约____cm。

超声诊断:宫内节育器位置下移。

【宫内节育器旋转】

超声所见:

宫内节育器:向左(右)侧壁、前(后)壁旋转约____°。

超声提示:宫内节育器旋转(倒置)声像图。

【宫颈肌瘤】

超声所见：

子宫颈部：宽＿＿cm，回声不均匀。宫颈前（后）壁间可探及边界尚清的稍低（等）回声团（区）。

CDFI：周边可探及环状血流信号（其内可见少量血流信号）。

超声提示：宫颈实质性占位，考虑宫颈肌瘤。

【宫颈癌】

超声所见：

子宫颈部：宽＿＿cm，内回声不均匀，可探及范围＿＿cm×＿＿cm、边界欠清、形态不规则、不均质的稍低（等）回声区，其上缘达宫颈内口（宫腔下段），未探及正常的宫颈回声。

CDFI：可探及条状的较丰富的血流信号，PSV：＿＿cm/s。RI：＿＿。

超声提示：宫颈实质性占位，考虑宫颈癌。

【宫颈囊肿】

超声所见：

子宫颈部：宽＿＿cm，内部回声不均匀，可探及单个（数个）无回声及透声欠佳的无回声，边界清晰，较大者为＿＿cm×＿＿cm。

超声提示：符合宫颈囊肿声像图。

【宫颈息肉】

超声所见：

子宫颈部：回声不均匀，宽＿＿cm。宫颈管外口可探及＿＿cm×＿＿cm的稍低（高/等）回声光团。

CDFI：蒂内可见条状血流信号，血供来源于宫颈前

(后)壁或子宫肌层前(后)壁。

超声提示:宫颈管内(外)口处实质性占位,考虑宫颈息肉。

【剖宫产瘢痕妊娠】

超声所见:

于子宫峡部瘢痕处可探及妊娠囊(形态不规则的混合回声区),大小约____cm×____cm,边界清晰(不清晰),内见胎芽及心血管搏动(未见胎芽及心血管搏动),胎心率____次/分。

CDFI:边缘可探及丰富(不丰富)血流信号。前壁峡部厚约____cm。

超声提示:符合剖宫产瘢痕处妊娠声像图(相当于妊娠____周)。

【完全性葡萄胎】

超声所见:

子宫增大,宫腔内充满大小不等的无回声区,范围____cm×____cm,呈"蜂窝"状,与肌层分界清晰(不清晰)。

CDFI:内部未探及血流信号。未见胎儿及附属物。

左(右/双)侧卵巢内可见____cm×____cm单房(多房分隔)囊性肿物。

超声提示:符合完全性葡萄胎声像图,左(右/双)侧黄素囊肿形成。

【部分性葡萄胎】

超声所见:

子宫增大,宫腔内充满大小不等的无回声区,范围____cm×____cm,呈"蜂窝"状,与肌层分界清晰。

CDFI:内部未探及血流信号,可见部分胎儿及附属物及大面积液性暗区。左 / 右侧卵巢内可见＿＿cm×＿＿cm 单房 / 多房分隔的囊性肿物。

超声提示: 符合部分性葡萄胎声像图改变, 左 / 右卵巢黄素囊肿形成。

【恶性葡萄胎和绒毛膜癌】

超声所见:

子宫肌层回声不均, 可见散在回声减低区及不均质回声区。

CDFI: 血运较丰富。宫腔内见不均质回声团, 大小＿＿cm×＿＿cm, 形态不规则, 与肌层分界不清晰, 内部探及较丰富血流信号, PSV:＿＿cm/s, RI:＿＿。左 / 右侧卵巢内可见＿＿cm×＿＿cm 单房 / 多房分隔的囊性肿物。

超声提示: 子宫肌层及内膜病变(考虑恶性滋养细胞疾病), 左 / 右卵巢黄素囊肿形成。

【子宫次全切术后】

超声所见:

患者自述子宫次全切术后, 阴式 / 腹式超声探测未探及宫体回声, 残余宫颈长＿＿cm×宽＿＿cm。盆腔可见 / 未见液性暗区, 范围＿＿cm×＿＿cm, 位于左 / 右侧, 形态规则 / 不规则, 可见 / 未见包膜。

超声提示: 子宫次全切术后, 盆腔未探及异常回声 / 包裹积液形成。

【子宫全切术后】

超声所见:

患者自述子宫全切术后, 阴式 / 腹式超声探测未探及宫体及宫颈回声, 阴道断端未探及异常回声。盆腔可见 /

未见液性暗区，范围＿＿＿cm×＿＿＿cm，位于左/右侧，形态规则/不规则，可见/未见包膜。

超声提示：子宫全切术后，盆腔未探及异常回声/包裹积液形成。

二、卵　　巢

【卵巢潴留囊肿（生理性囊肿）】

超声所见：

左/右附件区见＿＿＿cm×＿＿＿cm圆形/椭圆形无回声区，包膜完整，壁薄，内壁光滑，其内透声清晰。

超声提示：左/右附件区囊肿形成（考虑生理性，结合临床，建议定期复查）。

【卵巢冠囊肿】

超声所见：

左/右附件区见＿＿＿cm×＿＿＿cm圆形/椭圆形无回声区，包膜完整，壁薄，内壁光滑，其内透声清晰。其旁见正常左/右卵巢回声。

超声提示：左/右附件区单纯囊肿形成（考虑：左/右卵巢冠囊肿，结合临床，建议定期复查）。

【卵巢单纯性囊肿】

超声所见：

左/右卵巢增大，内见＿＿＿cm×＿＿＿cm圆形/椭圆形无回声区，包膜完整，壁薄，内壁光滑，透声清晰，其边缘可见部分正常卵巢组织声像。

超声提示：左/右卵巢单纯囊肿形成（结合临床，建议定期复查）。

【卵巢呈多囊结构】

超声所见：

左侧附件区：左卵巢大小＿＿＿cm×＿＿＿cm，径线增大，髓质回声增强，内见十余个无回声，较大者直径＿＿＿cm。

右侧附件区：右卵巢大小＿＿＿cm×＿＿＿cm，径线增大，髓质回声增强，内见十余个无回声，较大者直径＿＿＿cm。

超声提示：双侧卵巢呈多囊结构（结合临床）。

【卵巢过度刺激综合征】

超声所见：

左侧附件区：左卵巢明显增大，大小＿＿＿cm×＿＿＿cm，内见数个透声清晰的无回声，较大者直径＿＿＿cm，另可见数个形态欠规则无回声，较大者大小＿＿＿cm×＿＿＿cm，其内见片状/细网状/粗网状/带状等回声。CDFI：内见环状/半环状血流信号。

右侧附件区：右卵巢明显增大，大小＿＿＿cm×＿＿＿cm，内见数个透声清晰的无回声，较大者直径＿＿＿cm，另可见数个形态欠规则无回声，较大者大小＿＿＿cm×＿＿＿cm，其内见片状/细网状/粗网状/带状等回声。CDFI：内见环状/半环状血流信号。

盆腔内见无回声区，最大深度＿＿＿cm。

超声提示：双卵巢增大，呈多囊性改变（结合临床考虑卵巢过度刺激综合征）。

【卵巢黄体血肿】

超声所见：

左/右卵巢增大，大小＿＿＿cm×＿＿＿cm，内见＿＿＿cm×＿＿＿cm 无回声/等回声/低回声，其内见片状/细网状/粗网状/带状等回声。CDFI：周边可见环状/半环状血流信号。

右/左卵巢大小＿＿＿cm×＿＿＿cm，形态未见异常，内部结构清晰，未见异常回声。

超声提示：左/右卵巢黄体血肿形成。

【妊娠黄体囊肿(生理性囊肿)】

超声所见：

子宫内膜：宫内见妊娠囊，大小＿＿＿cm×＿＿＿cm，未见/可见胎芽，胎芽长径＿＿＿cm，未见/可见胎心，未见/可见卵黄囊，大小＿＿＿cm×＿＿＿cm。

CDFI：未见/可见胎心血流束。

左/右卵巢内见＿＿＿cm×＿＿＿cm无回声区，包膜完整，其内透声清晰/不清晰，单房/多房分隔。

超声提示：宫内早孕约＿＿＿周，左/右卵巢内囊肿(考虑：左/右卵巢妊娠黄体囊肿，建议定期复查)。

【卵巢巧克力囊肿】

超声所见：

左/右卵巢增大，大小＿＿＿cm×＿＿＿cm，内见单个/多个囊性肿物，最大＿＿＿cm×＿＿＿cm，壁厚＿＿＿cm，内见细小密集/增强光团/混合云雾状回声，后壁增强效应(+)/(−)。

CDFI：未见明显血流信号。

超声提示：左/右附件区卵巢囊性肿物形成(考虑：左/右卵巢巧克力囊肿)。

【卵巢畸胎瘤】

超声所见：

左/右附件区见(子宫前方)＿＿＿cm×＿＿＿cm囊实性肿物，包膜可见/显示欠清晰，内部回声不均匀，可见强回声光团及线状高回声。

CDFI：未见明显血流信号。

超声提示：*左/右附件区囊实性肿物（考虑：左/右卵巢畸胎瘤）。*

【**卵巢浆液性囊腺瘤**】

超声所见：

左/右附件区见____cm×____cm无回声区，形态规则，边界清晰。其内透声尚可，可见分隔，囊壁厚薄均匀，囊壁光滑或囊壁内侧可见多个小的乳头状突起，形态规则，内部回声均匀。

CDFI：未见异常血流信号。

超声提示：*左/右附件囊实性肿物（考虑良性，左/右卵巢浆液性囊腺瘤可能）。*

【**卵巢黏液性囊腺瘤**】

超声所见：

左/右附件区见____cm×____cm无回声区，形态规则，边界清晰，其内透声不清晰，可见细小密集悬浮光点，并可见多条光带分隔，呈"网格"状，囊壁厚薄欠均匀/光滑，囊壁内侧可见乳头状突起，形态规则/欠规则，内部回声均匀/欠均匀。

CDFI：未见异常血流信号。

超声提示：*左/右附件区囊实性肿物（考虑良性，左/右卵巢黏液性囊腺瘤可能）。*

【**卵泡膜细胞瘤**】

超声所见：

左/右附件区见____cm×____cm圆形低回声区，边界清晰,内回声均匀,后方回声轻度增强。

CDFI:其内可见散在的血流信号。

超声提示:*左/右附件区实质性占位,考虑良性,左/右卵巢卵泡膜细胞瘤可能。*

【**卵巢纤维瘤**】

超声所见:

左/右附件区见____cm×____cm回声均匀/不均匀低回声区,呈圆形或椭圆形,边界及轮廓清晰,未见包膜回声,伴栏栅状衰减,后方界线不清。

超声提示:*左/右附件区实质性占位(考虑良性,卵巢纤维瘤可能)。*

【**勃勒纳瘤**】

超声所见:

左/右附件区见____cm×____cm回声不均实性光团,其前方边缘可见弧形强回声光带,呈"蛋壳"征,其内结构不清晰,后方伴扇形声影。

CDFI:未见异常血流束。

超声提示:*左/右附件区实质性占位(考虑:左/右卵巢勃勒纳瘤,结合临床)。*

【**卵巢浆、黏液性囊腺癌**】

超声所见:

左/右附件区见____cm×____cm以囊性为主的囊实混合性光团,边界清晰/不清晰,形态规则/不规则,囊壁厚薄不均,实质部分回声不均,部分实质部分可见蒂与囊壁相连,蒂部较宽,部分实质部分内部可见不规则液性暗区。

CDFI:实质部分血流较丰富,RI:____。

超声提示：左/右附件区囊实性肿物（考虑恶性，结合临床）。

【卵巢癌】

超声所见：

右/左附件区（子宫前方/后方）见____cm×____cm囊实混合性肿物，形态不规整，边界欠清，其内大部分呈中等回声，少部分呈无回声。CDFI：血流信号丰富，PSV：____cm/s，RI：____。

膀胱与子宫间见____cm×____cm低回声或等回声结节，直肠与子宫间见____cm×____cm低回声或等回声结节，盆腹腔内见大片状液性暗区，最大深度约____cm，大网膜厚约____cm，回声不均匀。

超声提示：右/左附件区囊实性肿物（考虑恶性）。

膀胱与子宫间、直肠与子宫间多发结节、大网膜增厚（考虑腹膜种植）。盆腹腔积液。

【内胚窦瘤】

超声所见：

左/右附件区见____cm×____cm以实质性为主的混合性肿块，囊性部分囊壁厚薄不均，实质部分形态不规则，呈内部分布不均匀的等回声区，内见不规则小囊腔。

CDFI：实质部分血流较丰富。

超声诊断：左/右附件区囊实性肿物，以实性为主（考虑恶性）。

【无性细胞瘤】

超声所见：

左/右附件区见____cm×____cm实质性/囊实性肿

块,圆形 / 椭圆形,形态规则 / 不规则,边界清晰 / 不清晰,内部回声均匀 / 不均匀,可见不规则囊腔,并可见高回声分隔,使肿块呈分叶状。

CDFI: 其内血流较丰富。

超声提示: *左 / 右附件区实性 / 囊实性占位(考虑恶性)。*

【颗粒细胞瘤】

超声所见:

左 / 右附件区见____cm×____cm 实质性 / 囊实性肿块,圆形 / 椭圆形,内部回声均匀 / 不均匀,部分可见不规则囊腔。

CDFI: 其内实性部分血流较丰富。

超声提示: *左 / 右附件区实性 / 囊实性占位。*

三、输　卵　管

【原发性输卵管癌】

超声所见:

左 / 右附件区子宫旁见____cm×____cm 混合性回声区,形态不规则,无包膜,呈腊肠形 / 圆形,囊性部分壁较厚,其内为不均质低回声,囊壁上可见乳头状结构。

CDFI: 实质部分内可见散在血流信号。双侧卵巢回声未见明显异常。

超声诊断: *左 / 右附件区囊实性占位(考虑:左 / 右输卵管癌),双侧卵巢正常声像图。*

【异位妊娠(未破裂型)】

超声所见:

左 / 右侧附件区可探及____cm×____cm 囊实性回声区,壁厚____cm,内见____cm×____cm 无回声液性暗区,

可见 / 未见卵黄囊回声，直径____cm，可见 / 未见胎芽，可见 / 未见心血管搏动。CDFI：壁上可见血流信号。

盆腔可见 / 未见液性暗区，最大深度____cm。

超声提示：左 / 右附件区异位妊娠（符合未破型），盆腔积液。

【异位妊娠(流产或破裂型)】

超声所见：

子宫周围或左 / 右侧附件区可探及____cm×____cm 回声不均匀包块，形态不规则，边界模糊，呈中低混合回声。

CDFI：内可见血流信号。

子宫直肠窝、双侧髂窝、肝肾隐窝、脾肾隐窝可探及____cm×____cm 透声欠佳的液性暗区。

超声提示：左 / 右侧附件区混合回声包块（考虑异位妊娠破裂 / 流产型），盆、腹腔积血（少 / 中 / 大量）。

第二节 产 科

一、正 常 妊 娠

【早早孕】

超声所见：

子宫位置：前 / 后 / 水平位。

子宫宫体：长径：____cm，前后径：____cm，左右径：____cm。形态未见异常，被膜平整，肌层回声均匀。

子宫内膜：宫腔内可见一厚壁囊性回声，大小约为____cm×____cm×____cm，内未见卵黄囊、胎芽及原始心管搏动。

宫颈：宽径约＿＿＿cm。

阴道部：未见异常回声。

左卵巢：大小约＿＿＿cm×＿＿＿cm。

右卵巢：大小约＿＿＿cm×＿＿＿cm。

左/右附件区可探及＿＿＿cm×＿＿＿cm囊状物，壁薄、光滑，内透声清晰，可见/未见分隔。

盆腔：未见渗出液。

超声提示：宫腔内小囊状物（考虑宫内早早孕，建议定期复查），左/右卵巢黄体囊肿形成。

【早孕1】

超声所见：

宫腔：宫腔内可见一完整的妊娠囊，大小约为＿＿＿cm×＿＿＿cm×＿＿＿cm，内可见卵黄囊，直径＿＿＿cm，未见/可见胎芽，胎芽长＿＿＿cm，未见/可见原始心管搏动。宫腔内未见节育环回声。

左/右附件区可探及＿＿＿cm×＿＿＿cm囊状物，壁薄、光滑，内透声清晰，可见/未见分隔。

超声提示：宫内早孕约＿＿＿周，左/右卵巢黄体囊肿形成。

【早孕2】

超声所见：

宫腔：宫腔内可见一完整的妊娠囊，大小约为＿＿＿cm×＿＿＿cm×＿＿＿cm，内可见胎体，头臀径＿＿＿cm，胎心率＿＿＿次/分。宫腔内未见节育环回声。

左/右附件区可探及＿＿＿cm×＿＿＿cm囊状物，壁薄、光滑，内透声清晰，可见/未见分隔。

超声提示：宫内早孕约＿＿＿周（活单胎），左/右卵巢黄体囊肿形成。

【妊娠 11 ~ 14 周】

超声所见：

宫腔：可见妊娠囊，其内见一胎儿回声，头臀长约＿＿cm。

颈项透明层厚度（NT 值）：＿＿cm。

胎心搏动＿＿次 / 分，心搏规则。

胎盘位于子宫前 / 后 / 侧壁。

超声提示：早孕约＿＿周，活单胎，NT 正常 / 异常

【中晚孕常规检查】

超声所见：

LMP：＿＿年＿＿月＿＿日，EDC：＿＿年＿＿月＿＿日。

产科常规检查：

胎儿头位于上方 / 下方，双顶径＿＿cm，头围＿＿cm。颅骨光环完整，脑中线居中，脑室结构清晰。

胎心搏动良好，心率约＿＿次 / 分。脐动脉 S/D：＿＿。RI：股骨长径＿＿cm，肱骨长径＿＿cm。

胎儿腹壁连续完整，腹围＿＿cm。

胎盘 Ⅰ°/Ⅱ°/Ⅲ°，位于前 / 后壁，厚度约＿＿cm。

羊水暗区＿＿cm，羊水指数＿＿cm。

超声提示：妊娠＿＿周 ±＿＿天，活单胎，头 / 臀位（28 周后报胎位），胎盘＿＿°，羊水量正常 / 异常。

二、胎儿系统筛查

【胎儿系统筛查】

超声所见：

LMP：＿＿年＿＿月＿＿日，EDC：＿＿年＿＿月＿＿日。

BPD：____cm，HC：____cm，FL：____cm，AC：____cm。

胎头位置：上方／下方，颅骨光环完整，脑中线居中，两侧丘脑可见，小脑半球形态无明显异常，小脑横径：____cm，后颅窝池宽____cm，各脑室无明显增大。

双眼可见，眶内距____cm，眶外距____cm。

鼻及双侧鼻孔可见。

胎儿上唇线皮肤层未见明显连续性中断。

脊柱呈两条串珠状平行排列的强回声，排列整齐连续。

四腔心显示。心脏中央十字交叉存在，左右心房室瓣显示，启闭运动两侧均可见，左右流出道显示，两条大动脉在心底呈交叉排列。

双肺：可见，回声均匀。胃泡：显示。双肾：显示。膀胱：显示。肠管未见明显扩张。

胎儿四肢：双侧上臂及其内肱骨可见，双侧前臂及其内尺桡骨可见，双手可见，手指显示不理想。双侧大腿及其内股骨可见，双侧小腿及其内胫腓骨可见，双足可见，脚趾显示不理想。

羊水暗区：____cm，AFI（羊水指数）：____cm。

胎盘附着：前／后壁／宫底。胎盘厚度：____cm，胎盘下缘距宫颈内口的距离____cm。

胎盘成熟度：Ⅰ°／Ⅱ°／Ⅲ°。

胎心：____次／分，S/D：____，RI：____。

母体宫颈长约____cm。

由于胎儿体位关系，颜面部／肢体／颜面部及肢体显示不理想。

**超声提示：妊娠____周，活单胎，头／臀位（28 周后报胎位)。

（一）胎儿神经系统先天畸形

【无脑畸形】

超声所见：

胎儿未见颅骨光环回声,仅于颅底部见强回声骨化结构及部分脑组织(或未见脑组织回声),双眼突出呈"蛙眼征"。

超声提示：妊娠____周,胎儿先天发育异常,无脑畸形。

【露脑畸形】

超声所见：

颅骨光环缺失,可见脑组织暴露于羊水内,可见脑组织在羊水中浮动,内部结构紊乱。

羊水内可见弱回声光点悬浮(该征象可有可无)。

超声提示：妊娠____周,胎儿先天发育异常,露脑畸形。

【脑膜膨出／脑膨出】

超声所见：

颅骨光环可见,顶部／枕部颅骨连续性中断____cm,并可见脑膜(或脑膜及脑组织)自该中断处膨出,呈无回声团(或混合回声团),大小____cm×____cm。

超声提示：妊娠____周,活单胎,胎儿先天发育异常,颅骨缺损、脑膜膨出／脑膨出。

【脊柱裂伴脊膜膨出、脑积水】

超声所见：

颅骨光环完整,头围增大,脑中线尚居中,左侧脑室宽约____cm,右侧脑室宽约____cm,脉络丛悬挂于其中,周围脑组织正常／受压变薄,左侧脑实质厚____cm,右侧脑实质厚____cm。

小脑呈"香蕉"形,后颅窝池消失。

胎儿脊柱矢状切面见脊柱颈/胸/腰/骶尾段排列紊乱/不规则的弯曲/局部隆起;脊柱冠状切面显示椎弓强回声骨化中心局部间距变宽;脊柱横切面上三角形的骨化中心失去正常"品"字形态,两侧椎弓分离,呈"V"形或"U"形,外缘皮肤带状回声中断,局部可见边界清晰,有薄壁的囊性膨出物,大小＿＿cm×＿＿cm。

超声提示: 妊娠＿＿周,胎儿先天发育异常,脊柱裂、脊膜膨出、脑积水。

【Dandy-Walker 综合征】

超声所见:

两侧小脑半球分离,未探及蚓部回声,第四脑室增大,后颅窝池宽约＿＿cm。

超声诊断: 妊娠＿＿周,胎儿先天发育异常,考虑 Dandy-Walker 综合征。

【前脑无裂畸形】

超声所见:

未见两侧的侧脑室,仅见一较大的原始脑室,中央处见融合的丘脑,脑中线未显示,未见透明隔腔及第三脑室。

未见正常的鼻和眼眶回声,面部正中可见一长约＿＿cm的等回声,呈"喙鼻",其上方仅见一眼眶回声,内见晶体。

超声提示: 妊娠＿＿周,胎儿先天发育异常,前脑无裂畸形(无叶型)伴单眼、喙鼻畸形。

【脉络丛囊肿】

超声所见:

左/右侧侧脑室脉络丛可见一无回声区,大小约＿＿cm×

____cm，边界清晰，内部透声良好。

超声提示：妊娠____周，头／臀位，胎儿左／右侧脉络丛囊肿（定期复查）。

（二）胎儿胸部发育异常

【先天性肺腺瘤样畸形】

超声所见：

胎儿左／右侧胸腔内见一囊实性团块，大小____cm×____cm，形态呈圆形／椭圆形，内未见／可见分隔，周边可见少量正常肺组织回声，纵隔、心脏受压向对侧移位。

超声提示：妊娠____周，活单胎，头／臀位，胎儿左／右侧胸腔囊实性团块（肺囊腺瘤）。

【隔离肺】

超声所见：

胎儿左／右侧胸腔内可见稍高回声实性团块，大小____cm×____cm，边界清晰，内部回声均匀。

CDFI：血供来自腹／胸主动脉。

超声提示：妊娠____周，活单胎，头／臀位，胎儿左／右侧胸腔实性团块（考虑左侧／右侧隔离肺）。

【膈疝】

超声所见：

胸部横切面显示左侧胸腔内可见胃泡和部分肠管回声，可见蠕动，左肺受压变小，纵隔向右移位，心脏向右侧移位，致心脏各切面显示欠清。

超声提示：妊娠____周，活单胎，头／臀位，胎儿先天发育异常（考虑胎儿左侧膈疝）。

（三）胎儿腹腔脏器发育异常

【十二指肠狭窄或闭锁】

超声所见：

胎儿上腹部可探及胃泡及十二指肠球部增大，胃泡大小____cm×____cm，十二指肠球部扩张范围____cm×____cm，呈"双泡征"。

超声提示： 妊娠____周，活单胎，头／臀位，胎儿先天发育异常（考虑十二指肠狭窄或闭锁）。

【胎粪性腹膜炎】

超声所见：

腹腔内可探及大量强回声斑，周边可探及无回声、云雾状低回声及带状回声，腹腔内还可探及深度____cm的无回声液性暗区。

超声提示： 妊娠____周，活单胎，头／臀位，胎儿先天发育异常，胎儿腹腔回声异常合并腹腔积液（考虑胎粪性腹膜炎）。

【永久性右脐静脉】

超声所见：

经胃泡腹部横切面可见胆囊位置靠近中线，位于脐静脉腹内段和胃泡之间。

超声提示： 妊娠____周，活单胎，头／臀位，胎儿先天发育异常（考虑永久性右脐静脉）。

（四）胎儿腹壁发育异常

【脐膨出】

超声所见：

胎儿腹壁连续性中断，宽约____cm，于脐带根部一侧可探及____cm×____cm 包膜完整的外突的混合回声区,内见肠管、肝脏或部分胃泡。

超声提示:妊娠____周,活单胎,头/臀位,胎儿先天发育异常(考虑胎儿脐膨出)。

【腹裂】

超声所见:

胎儿腹围较小,腹腔空虚,胎儿腹壁连续性中断宽约____cm,可见部分肠管/肝脏漂浮于羊水中,腹腔胃泡受牵拉向下移位。

超声提示:妊娠____周,活单胎,头/臀位,胎儿先天发育异常(考虑胎儿腹裂)。

(五)胎儿泌尿系统发育异常

【肾积水】

超声所见:

双肾显示,左/右肾大小____cm×____cm,内见范围约____cm×____cm 花瓣样无回声,肾皮质菲薄。

超声提示:妊娠____周,活单胎,头/臀位,胎儿左/右肾积水。

【多囊性肾发育不良】

超声所见:

左/右肾大小为____cm×____cm,其内可见多个大小不等的无回声,较大的为____cm×____cm,反复动态探测均未见相通。对侧肾脏形态结构未见明显异常。羊水深度____cm。

超声提示:妊娠____周,活单胎,头/臀位,胎儿先天发育异常(考虑左/右侧多囊性肾发育不良)。

【胎儿型多囊肾】

超声所见:

双肾明显增大,肾脏实质回声增高,内部结构显示不清。膀胱显示不清。羊水深度＿＿cm。

超声提示: 妊娠＿＿周,活单胎,头／臀位,胎儿先天发育异常(考虑胎儿型多囊肾,羊水少)。

【肾缺如】

超声所见:

胎儿左／右肾区未探及明显肾脏回声,左／右侧肾上腺平卧。

CDFI:未探及明显右／左肾动脉。

超声提示: 妊娠＿＿周,活单胎,头／臀位,胎儿先天发育异常,胎儿左／右肾缺如或发育不良。

(六)胎儿颜面畸形

【唇腭裂】

超声所见:

胎儿左／右侧上唇皮肤连续性中断,宽约＿＿cm,于胎儿张口时,裂隙增大,左／右侧牙槽骨连续性中断宽约＿＿cm。

超声提示: 妊娠＿＿周,活单胎,头／臀位,左／右侧唇腭裂声像图表现。

(七)胎儿心脏畸形

【室间隔缺损】

超声所见:

四腔心切面可清楚显示,左右心房室大小基本对称,心房与心室连接一致,左右心房室瓣清楚显示,启闭运动两侧均可见。

左、右流出道切面清楚显示。

心室与大动脉连接关系一致,三血管切面显示,从左至右依次为肺动脉、主动脉、下腔静脉,血管内径依次递减,两条大动脉在心底呈交叉排列。

多切面显示室间隔连续性中断约____cm。

CDFI:可见左向右 / 右向左 / 右 / 双向过隔血流。

超声提示:妊娠____周,活单胎,头 / 臀位。胎儿心脏先天发育异常,室间隔缺损。

【法洛四联症】

超声所见:

四腔心切面可清楚显示左心房(左右径:____cm)、右心房(左右径:____cm)、左心室(左右径:____cm)、右心室(左右径:____cm),右心室壁厚度____cm;左右心房与左右心室连接一致,左右心房室瓣清楚显示,启闭运动两侧均可见。

多切面显示室间隔连续性中断约____cm,CDFI:可见左向右 / 右向左 / 右 / 双向过隔血流。

左心室流出道切面主动脉骑跨于室间隔上,其跨度约____%,三血管切面肺动脉明显窄于主动脉,肺动脉瓣回声增强,肺动脉内径____cm,主动脉内径____cm。

超声提示:妊娠____周,活单胎,头 / 臀位。胎儿心脏先天发育异常,法洛四联症。

【完全型 / 矫正型大动脉转位】

超声所见:

胎儿心脏位于左侧 / 右侧胸腔,心尖朝向左 / 右侧,肝脏位于右 / 左上腹部,胃泡位于右 / 左上腹部,下腔静脉连接左/右侧心房。

胎儿心脏四腔心切面可清楚显示，左右心房室大小基本对称，左右心房与左右心室连接一致/不一致，心脏中央十字交叉存在，二尖瓣及三尖瓣清楚，启闭运动两侧均可见。

左右心室流出道切面显示，心室与大动脉连接关系不一致，大动脉在心底呈平行排列，主动脉起自右心室，肺动脉起自左心室，主动脉内径____cm，肺动脉内径____cm。

多切面显示室间隔连续性中断约____cm。

CDFI：可见左向右/右向左/右/双向过隔血流。

超声提示：妊娠____周，活单胎，头/臀位。胎儿心脏先天发育异常，心脏位置正常/异常（右位心/左旋心），完全型/矫正型大动脉转位，室间隔缺损。

【永存动脉干】

超声所见：

四腔心切面可清楚显示，左右心房室大小基本对称，左右心房与左右心室连接一致，室间隔连续性中断约____cm，启闭运动两侧均可见。

左/右心室流出道切面仅见大动脉骑跨于室间隔上，动脉干内径增宽（____cm）。CDFI：显示左右心室血流汇聚至同一动脉内。于动脉干一侧壁可见一条动脉分成左右分支/两条动脉进入左右肺内。

超声提示：妊娠____周，活单胎，头/臀位。胎儿心脏先天发育异常，永存动脉干。

【永存左上腔静脉】

超声所见：

胎儿四腔心切面可清楚显示，左右心房室大小基本对称,于左心房后壁可见圆形无回声区(即冠状静脉窦直径_____cm),左右心房与左右心室连接一致,心脏中央"十字"交叉存在,二尖瓣及三尖瓣显示清楚,启闭运动两侧均可见。

左右流出道切面显示清楚,心室与大动脉连接关系一致,两条大动脉在心底呈交叉排列,三血管切面肺动脉左侧可见一血管横断面,纵切后见汇入扩张的冠状静脉窦。

超声提示: 妊娠_____周,活单胎,头/臀位。胎儿心脏先天发育异常,永存左上腔静脉。

【单一心室并左/右侧附属残余心腔】

超声所见:

四腔心切面仅见一较大的心室位于右前方,其形态为明显增大的形态学右心室/左心室,其左后/右前方可见细小附属腔(形态学左心室/右心室),附属残腔大小约_____cm×_____cm。似可见短小室间隔回声,可见两组房室瓣/共同房室瓣/一侧房室瓣闭锁,一侧房室瓣正常启闭,启闭运动幅度较大。CDFI:收缩期左/右/共同房室瓣心房面可见蓝色反流束,面积_____cm²。

主动脉及肺动脉均发自增大的右/左心室,主动脉及肺动脉呈平行排列,主动脉位于肺动脉右前/后方,内径正常/明显变小,宽约_____cm,肺动脉内径正常/明显变小,宽约_____cm(或单一动脉干起自增大的右/左心室)。

超声提示: 妊娠_____周,活单胎,头/臀位。胎儿心脏先天发育异常,复杂畸形,单一心室并左/右侧附属残余心腔,大动脉有/无转位,均发自单一心室,心室双/单出口。主/肺动脉有/无狭窄,共同房室瓣/左/右心房室瓣轻/中/重度反流。

【单心房】

超声所见：

四腔心切面未探及房间隔回声，可见一组／两组房室瓣。CDFI：舒张期经两组／共同房室瓣口进入左右心室，收缩期可见源于共同房室瓣／左／右心房室瓣的反流信号，面积____cm²。

超声提示： 妊娠____周，活单胎，头／臀位。胎儿心脏先天发育异常，单心房，共同房室瓣／左／右心房室瓣轻／中／重度反流。

【心内膜垫缺损】

超声所见：

部分型：四腔心切面见，右心房室较左心房室增大，房间隔原发孔处连续性中断____cm，房侧残端是"秃枝"状，室间隔连续完整，两组房室瓣开闭。CDFI：房室间隔处可见红／蓝色／双向过隔血流，可见源于左／右侧房室瓣的反流，面积____cm²。

完全型：四腔心切面见，心脏十字交叉结构消失，房室间隔连续中断____cm，仅见单一心房／左右心房，单一心室／左右心室可见，可见两组／共同房室瓣。CDFI：房室间隔处可见红／蓝色／双向过隔血流。可见源于左／右侧房室瓣的反流，面积____cm²。

超声提示： 妊娠____周，活单胎，头／臀位。胎儿心脏先天发育异常，复杂畸形，心内膜垫缺损（部分型／完全型），单心房／单心室，共同房室瓣／左／右心房室瓣轻／中／重度反流。

（八）胎儿附属结构异常

【前置胎盘】

超声所见：

胎盘下缘距宫颈内口约＿＿＿cm/ 胎盘下缘达宫内口 / 胎盘覆盖宫颈内口约＿＿＿cm/ 胎盘完全覆盖宫颈内口。

超声诊断： 妊娠＿＿＿周，活单胎，头 / 臀位。低置胎盘 / 前置胎盘（边缘型 / 部分型 / 中央型）。

【胎盘早剥】

超声所见：

胎盘后方与子宫肌壁间可探及范围约＿＿＿cm×＿＿＿cm 的无回声 / 强回声 / 混合回声区，与胎盘边缘相通 / 不通。

超声提示： 妊娠＿＿＿周，活单胎，头 / 臀位。胎盘后方异常回声（考虑胎盘早剥）。

【副胎盘】

超声所见：

胎盘附着：前 / 后壁 / 宫底。胎盘厚度＿＿＿cm，胎盘下缘距宫内口的距离＿＿＿cm。于前 / 后壁另可见范围约＿＿＿cm×＿＿＿cm 的胎盘回声，两者仅通过部分血管相连。

超声诊断： 妊娠＿＿＿周，活单胎，头 / 臀位。考虑副胎盘形成。

【单脐动脉】

超声所见：

膀胱横切面，仅一侧见脐动脉血流信号；脐带横断面：呈"吕"字形。

超声提示： 妊娠＿＿＿周，活单胎，头 / 臀位。单脐动脉。

第六章
肌肉骨骼及外周神经

第一节 软 组 织

【正常软组织】

超声所见：

二维超声：____部位皮肤及皮下软组织结构、层次清晰，走行正常，脂肪层及肌肉层回声均匀。肌层内可见条状／线状中等／较低回声，互相平行，排列呈羽状／梭形，其内未见孤立性团块。

CDFI：软组织内未见异常血流信号。

超声提示：____部位软组织未见明显异常。

【脂肪瘤】

超声所见：

二维超声：____部位皮下脂肪层／肌层内可见一圆形／椭圆形等回声／低回声团块，大小约____cm×____cm×____cm，形态规则，边界清晰，内见呈均匀分布的细小点状回声，探头加压后变形。

CDFI：团块内部无明显血流／可见少许血流信号。

超声提示：____部位皮下脂肪层／肌层内实性团块，符合脂肪瘤声像图。

【血管瘤】

超声所见：

二维超声：____部位脂肪层 / 肌层内可见一低 / 等 / 高回声团，大小约为____cm×____cm×____cm，形态不规则，边界清晰 / 不清晰，内部回声不均，为网状 / 蜂窝状低 / 等 / 高回声，探头加压后变形。

CDFI：团块内可见丰富的血流信号，探及动、静脉血流频谱，以动脉频谱为主，V_{max}：____cm/s，RI：____。

超声提示：____部位脂肪层 / 肌层内实性团块，血管瘤可能性大。

【横纹肌肉瘤】

超声所见：

二维超声：____部位肌层内可见一低回声团块，大小约为____cm×____cm×____cm，形态不规则 / 规则，边界不清楚 / 清楚，内部回声不均匀，可见不规则无回声区，后方回声无衰减。

CDFI：内见丰富的血流信号，以动脉为主，V_{max}：____cm/s，RI：____。

超声提示：____部位肌层实性团块，考虑横纹肌肉瘤可能性大。

【脓肿】

超声所见：

二维超声：____部位皮下脂肪层 / 肌层内可见范围约____cm×____cm×____cm 的低 / 无回声区，形态不规则，边界欠清楚，无回声区内部透声差，探头加压后可见细小点状回声浮动。

CDFI：内未见明显血流信号/周边可见少许血流信号。

超声提示：____部位皮下脂肪层/肌层包块伴部分液化，考虑脓肿形成。

第二节　骨　　骼

【化脓性骨髓炎】

超声所见：

二维超声：____骨表面骨皮质回声带凹凸不平，骨膜抬高，显示长度约____cm，宽约____cm，其浅面肌层内可见大小约____cm×____cm×____cm 的低回声区，形态不规则，边界尚清晰，无包膜。

超声提示：____骨表面骨皮质破坏，肌层受累，考虑骨髓炎可能。

【骨肿瘤】

超声所见：

二维超声：____骨中段/下段骨皮质连续性中断，可见实性低/等回声团块突向肌肉组织内，大小约____cm×____cm×____cm，形态不规则，探头加压不变形，与周围组织界限不清，且包绕____骨周围。

CDFI：团块内可见动静脉样血流信号，V_{max}：____cm/s，RI：____。

超声提示：____骨中段/下段肌层内实性团块，与____骨关系密切，考虑为骨肿瘤。

【骨折】

超声所见：

二维超声：＿＿＿骨中段/下段连续中断，可见断端分离/成角/重叠，断端距离＿＿＿cm。其周围软组织内可见半圆形的低回声区/无回声，范围约＿＿＿cm×＿＿＿cm×＿＿＿cm，形态不规则，边界不清晰，无包膜。

超声提示：＿＿＿骨回声不连续，考虑骨折伴软组织血肿可能性大。

第三节 关 节

【正常关节】

1. 膝关节

超声所见：

二维超声：左/右/双膝关节内外侧半月板可见区域完整，内部呈均匀等回声。骨关节软骨面呈均匀一致的低回声，未见异常突起，韧带连续性好。关节腔及髌上囊未见液性暗区，滑膜不增厚。腘窝区未见异常。

超声提示：左/右/双膝关节未见明显异常。

2. 髋关节

超声所见：

二维超声：左/右/双股骨关节软骨面呈均匀一致的低回声，表面光滑，连续性好，关节前隐窝未见积液。

超声提示：左/右/双髋关节未见明显异常。

【化脓性关节炎】

超声所见：

二维超声：＿＿＿关节扫查：软组织增厚，厚＿＿＿cm，回声不均，结构紊乱，关节腔内可见不规则无回声区/低回声区，范围约____cm×____cm×____cm，透声欠佳/差，可见细小点状回声浮动。

CDFI：周边软组织内见少许血流信号。

超声提示：____关节腔内少量积液，透声差，考虑为化脓性关节炎可能性大。

【关节积液】

超声所见：

二维超声：____关节内见范围约____cm×____cm×____cm无回声区，内部透声好。

CDFI：关节腔内及周边软组织无血流信号。

超声提示：____关节滑囊积液。

【先天性髋关节脱位】

超声所见：

二维超声：左/右/双侧髋关节扫查：可见骨性髋臼窝内较浅/形态失常，髋臼盖受压变形。按照 Graf 测量法，右侧 α 角____°，β 角____°，左侧 α 角____°，β 角____°。

超声提示：左/右/双侧髋关节异常声像图，考虑髋关节发育不良(____型髋关节)。

【肩锁关节半脱位】

超声所见：

二维超声：左/右/双肩袖正常，未见撕裂，可见肩锁关节增宽，肩锁韧带连续中断，扫查喙锁韧带未见断裂。

超声提示：左/右/双肩锁关节异常声像图，关节半脱位可能。

第四节 肌 腱

【正常肌腱】

超声所见：

二维超声：纵切面____肌腱起止点位置正常，呈条带状均匀性等回声，未见连续性中断，周围未见无回声暗区。

超声提示：____肌腱未见明显异常。

【肩袖撕裂】

超声所见：

二维超声：

1. 左/右侧冈上肌肌腱连续性部分中断，内部回声较低，且分布不均，周围可见无回声区，范围约____cm×____cm。

2. 左/右侧肩胛下肌略增厚，内部回声略低，周边可见无回声区，范围约____cm×____cm。

3. 左/右侧肱二头肌腱周围可见范围约____cm×____cm的无回声区。

4. 左/右侧冈下肌及小圆肌肌腱连续性好，回声未见异常，周围未见积液。

5. 肩峰下滑囊未见扩张/扩张。

超声提示：考虑肩袖损伤（可疑冈上肌部分撕裂）。左/右侧肩胛下肌及肱二头肌腱周围积液，左/右侧冈下肌、小圆肌肌腱未见异常。

【跟腱损伤】

超声所见：

二维超声：患侧跟腱明显增厚，厚约____cm，回声不均，可见连续性中断,断端回声增强,间距约____cm,其内为无回声区,范围约____cm×____cm,后方回声增强。CDFI:断端未见明显血流信号。跟腱周围软组织增厚,可见范围____cm×____cm无回声区,边界欠清,内部回声欠均匀。

健侧跟腱厚约____cm,回声均匀,连续完整,未见异常回声。

超声提示:患侧跟腱完全断裂伴周围血肿。

第五节 神 经

【正常周围神经】

超声所见:

二维超声:____神经走行正常,粗细均匀一致,内部可见平行低回声束及强回声线,其内未见异常回声。

超声提示:____神经未见异常。

【周围神经损伤】

超声所见:

双侧臂丛神经对比扫查:

左/右侧:臂丛神经发出根部,C_5、C_6 未见神经根显示;C_7、C_8 根部膨大,内径分别为____cm、____cm,其根部远端内径变细;上干神经束向上至 C_5、C_6 根部臂丛神经束不连续。锁骨下动脉旁臂丛神经干水平可见瘤样回声,测上、中、下干内径分别为____cm、____cm、____cm,左/右侧臂丛神经横截面积较对侧明显增大,左/右侧____cm^2,左/右侧____cm^2;神经束平面以下臂丛神经束未见明显异常。

右／左侧：臂丛神经未见明显异常。

超声提示：左／右侧臂丛神经干水平神经增粗水肿，考虑臂丛神经节前损伤（C_5、C_6 完全撕脱，C_7、C_8 重度牵拉）。右／左侧：臂丛神经未见明显异常。

【卡压】

1. 超声所见

双侧＿＿＿神经对比扫查：＿＿＿神经走行正常，于＿＿＿神经旁可见一大小＿＿＿cm×＿＿＿cm 的强回声，后伴"彗星尾"征，其表面可见＿＿＿神经上段略增粗，回声略低，内径约＿＿＿cm，远端＿＿＿神经内径约＿＿＿cm，未见明显神经瘤形成。

超声提示：＿＿＿神经旁异常回声，考虑异物卡压或损伤可能性大。

2. 超声所见

双侧肘部尺神经对比扫查：

（1）左／右侧：肘关节尺神经沟内可见尺神经略增粗，内束状回声模糊、偏低，较厚处内径为＿＿＿cm，横截面积为＿＿＿cm^2，显示长度＿＿＿cm。

（2）右／左侧：肘关节尺神经沟内尺神经走行、连续正常，回声未见异常。

超声提示：左／右侧尺神经沟内尺神经损伤，考虑肘管综合征可能性大。

【神经鞘瘤】

超声所见：

二维超声：＿＿＿神经上段／中段／下段局限性增粗，束状回声消失，其内可见一低回声，大小约＿＿＿cm×＿＿＿cm，形态规则,边界清楚,两端与神经相连。

　　CDFI:其内有少许血流信号。

　　超声提示:＿＿神经增粗呈瘤样改变,考虑神经鞘瘤可能性大。

第七章

血　管

第一节　头颈部血管

一、经颅多普勒超声(TCD)

【正常颅内动脉】

超声所见：

双侧大脑中动脉、前动脉、后动脉、颈内动脉终末段血流速度正常，频谱形态正常，血流音频未闻及异常，血管搏动指数正常。

双侧椎动脉、基底动脉血流速度正常，频谱形态、血流音频及血管搏动指数正常。

超声提示： 脑血管超声未见明显异常

【高阻型脑动脉血流改变】

超声所见：

双侧大脑中动脉、前动脉、后动脉、颈内动脉终末段峰值血流速度正常，舒张期末流速相对减低，频谱形态改变，血流音频未闻及异常，血管搏动指数升高。

双侧椎动脉、基底动脉峰值血流速度正常，舒张期末血流速度相对减低，频谱形态改变，血流音频未闻及异常，血管搏动指数升高。

　　超声提示：高阻型脑动脉血流改变。

　　【颅内动脉狭窄】（以大脑中动脉为例）

　　1. 轻度狭窄

　　超声所见：

　　双侧大脑中动脉血流速度不对称，右（左）侧流速升高，最高峰值流速＿＿＿cm/s，血流音频未闻及明显异常，血流频谱形态正常（频谱形态改变，峰钝），音频血管搏动指数正常（升高）。

　　双侧大脑前动脉、后动脉、颈内动脉终末段血流速度正常，频谱形态正常（频谱形态改变，峰钝），血流音频未闻及异常，血管搏动指数正常（升高）。

　　双侧椎动脉、基底动脉血流速度正常，频谱形态正常（频谱形态改变，峰钝或峰尖锐），血流音频未闻及异常，血管搏动指数正常（升高）。

　　超声提示：右（左）侧大脑中动脉狭窄（轻度）。

　　2. 中度狭窄

　　超声所见：

　　双侧大脑中动脉血流速度不对称，右（左）侧流速升高，最高峰值流速＿＿＿cm/s，平均流速＿＿＿cm/s，远段血流速度正常，狭窄段与狭窄远段血流速度比值＜3∶1。血流音频相对粗糙，血流频谱形态改变，可探及低频涡流血流频谱，峰钝（峰尖锐），血管搏动指数正常（升高）。

　　双侧大脑前动脉、后动脉、颈内动脉终末段血流速度正常，频谱形态正常（频谱形态改变，峰钝），血流音频未闻及异常，血管搏动指数正常（升高）。

双侧椎动脉、基底动脉血流速度正常,频谱形态正常(频谱形态改变,峰钝或峰尖锐),血流音频正常,血管搏动指数正常(升高)。

超声提示: 右(左)侧大脑中动脉狭窄(中度)。

3. 重度狭窄

超声所见:

双侧大脑中动脉血流速度不对称,右(左)侧流速升高,最高峰值流速＿＿cm/s,平均流速＿＿cm/s,远段血流速度明显降低＿＿cm/s,狭窄段与狭窄远段血流速度比值≥3:1。血流音频粗糙,可闻及异常血流音频,频谱形态改变,可探及低频或高频的涡流或湍流血流频谱,峰钝(峰尖锐),狭窄段血管搏动指数正常(减低),狭窄远段血管搏动指数明显减低,出现低流速低搏动性血流频谱改变。

双侧大脑前动脉、后动脉血流速度不对称,患侧(左/右)大脑前动脉与后动脉流速相对升高(代偿性),频谱形态正常(频谱形态改变,峰钝),血流音频未见明显异常,血管搏动指数正常。

双侧颈内动脉终末段血流速度正常,频谱形态正常(频谱形态改变,峰钝),血流音频未闻及明显异常,血管搏动指数正常。

双侧椎动脉、基底动脉血流速度正常,频谱形态,血流音频及血管搏动指数正常。

超声提示: 右(左)侧大脑中动脉狭窄(重度)。

【大脑中动脉慢性闭塞性病变】

超声所见:

双侧大脑中动脉血流速度不对称,右(左)侧流速正常（相对升高），血流频谱形态正常（频谱形态改变），血管搏指数正常。右（左）侧或双侧音频血流速度明显减低，沿大脑中动脉主干由浅至深探查，无连续性血流信号，结合TCCD检查仅探及低流速低搏动性细小动脉血流信号，最高峰值流速____cm/s。血流频谱异常，峰钝，血管搏动指数减低。

双侧大脑前动脉流速不对称，患侧（左／右侧）血流速度相对升高（代偿），频谱形态正常（频谱形态改变，峰钝），血管搏动指数正常（相对减低），血流音频未闻及异常。

双侧大脑后动脉流速不对称，患侧（左／右侧）血流速度相对升高（代偿），峰值流速____cm/s，频谱形态正常（频谱形态改变，峰钝），血管搏动指数正常（相对减低），血流音频未闻及异常。

双侧椎动脉、基底动脉血流速度正常（相对升高），血管搏动指数正常。

超声提示：左（右）侧大脑中动脉慢性闭塞性病变。

左（右）侧大脑前动脉、后动脉脑膜支代偿血流改变。

【颈内动脉颅外段病变】（以颈内动脉狭窄≥70% 为例）

1. 前交通支开放或未开放

超声所见：

双侧大脑半球血流速度不对称，患侧（右侧）大脑中动脉、颈内动脉终末段血流速度相对减低，搏动指数下降，压迫健侧（左侧）颈总动脉时，患侧（右侧）大脑中动脉流速明显下降／无明显下降（前交通支开放征／前交通支未开放）。健侧（左侧）大脑中动脉、颈内动脉终末段血流速度、频谱形态正常，血流音频无异常，血管搏动指数正常。

双侧大脑前动脉血流方向不一致 / 一致,患侧(右侧)正常 / 逆转(前交通支未开放 / 开放征);健侧(左侧)大脑前动脉流速相对升高(代偿),峰值流速____cm/s,血流搏动指数正常(或相对减低)。

双侧大脑后动脉血流速度对称,血流频谱正常或峰时后延,血管搏动指数正常。

双侧椎动脉、基底动脉血流速度正常,频谱、血流音频、管搏动指数正常。

超声提示:右(左)侧颈内动脉颅外段病变(请结合颈动脉超声检查)。

前交通支开放。

2. 后交通支开放或未开放

超声所见:

双侧大脑半球血流速度不对称,患侧(右侧)大脑中动脉、颈内动脉终末段血流速度相对减低,搏动指数下降,压迫健侧(左侧)颈总动脉时,患侧(右侧)大脑中动脉流速无明显下降。健侧(左侧)大脑中动脉、颈内动脉终末段血流速度、频谱形态正常、血流音频无异常,血管搏动指数正常。

双侧大脑前动脉血流方向一致,患侧(右侧)血流速度下降;健侧(左侧)大脑前动脉流速相对升高,峰值流速达____cm/s,血流搏动指数正常(或相对减低)。

双侧大脑后动脉血流速度不对称,患侧(右侧)血流速度明显升高,频谱正常或峰时后延,血管搏动指数正常或相对减低,压迫健侧(左侧)颈总动脉时,患侧(右侧)大脑后动脉流速升高(后交通支开放征)/ 无明显改变(后交通支未开放征）。

双侧椎动脉、基底动脉血流速度相对升高，频谱、血流音频正常、血管搏动指数正常或相对减低。

超声提示：右（左）侧颈内动脉颅外段病变（请结合颈动脉超声检查）。

右（左）侧后交通支开放。

3. 颈内 - 外动脉侧支开放或未开放

超声所见：

双侧大脑半球血流速度不对称，患侧（右侧）大脑中动脉、颈内动脉终末段血流速度相对减低，搏动指数下降，压迫健侧（左侧）颈总动脉时，患侧（右侧）大脑中动脉流速无明显下降。健侧（左侧）大脑中动脉、颈内动脉终末段血流速度、频谱形态正常，血流音频无异常，血管搏动指数正常。

双侧大脑前动脉血流方向一致，患侧（右侧）血流速度下降；健侧（左侧）大脑前动脉流速相对升高，峰值流速____cm/s，血流搏动指数正常（或相对减低）。

双侧大脑后动脉血流速度对称，频谱正常或峰时后延，血管搏动指数正常或相对减低。

双侧眼动脉血流速度不对称，患侧（右侧）流速相对升高，血流方向逆转（或双向）（颈内 - 外动脉侧支开放征），频谱峰钝，血管搏动指数减低。健侧眼动脉血流速度、血管搏动指数正常，频谱为高阻力型。

双侧椎动脉、基底动脉血流速度、频谱、血流音频正常，血管搏动指数正常或相对减低。

超声提示：右（左）侧颈内动脉颅外段病变（请结合颈动脉超声检查）。

右(左)侧颈内外动脉侧支开放。

4.3 条侧支循环通路开放

超声所见：

写出上述 3 种典型侧支循环开放的血流动力学变化的描述。

超声提示：右(左)侧颈内动脉颅外段病变(请结合颈动脉超声检查)。

前交通支开放。

左(右)侧后交通支开放。

左(右)侧颈内 - 外侧支循环开放。

【椎动脉颅外段病变】

1. 椎动脉颅外段狭窄(重度,70%～99%)

超声所见：

患侧(右 / 左侧)椎动脉流速较健侧明显减低,收缩期峰时后延,血流频谱呈相对低搏动性改变,血管搏动指数减低。健侧(左 / 右侧)椎动脉流速升高,峰值流速_____cm/s,音频相对升高。

基底动脉血流速度正常,血管搏动指数正常,频谱、血管搏动指数正常。

超声提示：右(左)侧椎动脉外段病变(请结合颈动脉超声检查)。

2. 椎动脉颅外段闭塞

超声所见：

患侧(右 / 左侧)椎动脉未探及血流信号；健侧(左 / 右侧)椎动脉流速升高(代偿)、频谱无明显异常,音频相对升高(代偿),血管搏动指数正常。基底动脉血流速度、音频及血管搏动指数、频谱未见异常。

超声提示：右（左）侧椎动脉闭塞。

【椎动脉颅内段病变】

1. 单侧椎动脉颅内段狭窄（重度）

超声所见：

双侧椎动脉血流速度不对称，患侧（右／左侧）椎动脉血流速度节段性升高，峰值流速最高达＿＿＿cm/s，狭窄以远段流速减低＿＿＿cm/s，音频升高且粗糙，基线上下方出现高强度低频的涡流或湍流血流频谱，血管搏动指数正常（或相对减低）。健侧（左／右侧）血流速度相对高于正常，但无节段性流速改变（代偿）。基底动脉血流速度正常，频谱及血管搏动指数未见异常。

超声提示：右（左）侧椎动脉狭窄（重度）。

2. 双侧椎动脉颅内段狭窄（重度）

超声所见：

双侧椎动脉血流速度节段性升高，右侧峰值流速最高达＿＿＿cm/s，狭窄以远段流速减低＿＿＿cm/s；左侧峰值流速最高达＿＿＿cm/s，狭窄以远段流速减低＿＿＿cm/s；音频升高且粗糙，基线上下方出现高强度低频的涡流或湍流血流频谱，血管搏动指数正常（或相对减低）。

基底动脉流速明显减低，峰值流速＿＿＿cm/s，频峰圆钝，音频相对低，血管搏动指数明显减低。

超声提示：双侧椎动脉狭窄（重度）。

3. 单侧椎动脉颅内段闭塞

超声所见：

一侧（右／左侧）椎动脉血流信号未探及。另一侧血流速度明显升高(代偿),无节段性血流速度改变,频谱正常,音频相对升高,血管搏动指数正常(相对减低)。基底动脉血流速度正常,频谱、音频及血管搏动指数未见异常。

超声提示:左(右)侧椎动脉闭塞(请结合颈动脉超声结果)。

【锁骨下动脉窃血】

1. 锁骨下动脉窃血(Ⅰ级,隐匿型)

超声所见:

双侧椎动脉血流速度不对称,患侧(左/右侧)流速减低,收缩期血流频谱出现"切迹"征,血管搏动指数相对减低。

右(左)侧椎动脉峰流速升高(代偿),峰值流速____cm/s,血管搏动指数相对升高,音频及频谱形态未见异常。基底动脉流速正常,音频及频谱形态未见异常。

超声提示:左(右)侧锁骨下动脉盗血(隐匿型)。

左(右)侧椎动脉血流速度减低。

2. 锁骨下动脉窃血(Ⅱ级,部分型)

超声所见:

双侧椎动脉血流速度不对称,患侧(左/右侧)流速减低,收缩期血流方向逆转,舒张期血流方向正常,血流频谱出现双向"震荡性"改变,血管搏动指数相对升高。

右(左)侧椎动脉峰流速升高(代偿),最高峰值流速____cm/s,血管搏动指数相对升高,音频无异常,频谱呈高阻力型改变。基底动脉流速正常,音频及频谱形态未见异常。

超声提示:左(右)侧锁骨下动脉盗血(Ⅱ级,部分型)。

左(右)侧椎动脉血流速度减低。

3. 锁骨下动脉窃血(Ⅲ级,完全型)

超声所见:

双侧椎动脉血流速度不对称,患侧(左 / 右侧)流速明显减低,收缩期血流方向逆转,舒张期血流消失,出现收缩期逆向单峰血流频谱,血管搏动指数升高。

右(左)侧椎动脉峰流速升高(代偿),峰值流速____cm/s,血管搏动指数相对升高,音频正常(或粗糙),频谱呈高阻力型改变。基底动脉流速正常,音频及频谱形态未见明显异常。

超声提示: 左(右)侧锁骨下动脉盗血(Ⅲ级,完全型)。左(右)侧椎动脉血流速度减低

【脑血管痉挛】(各种脑肿瘤术后、脑外伤、蛛网膜下腔出血后脑血流改变)

超声所见:

双侧(单侧)大脑中动脉血流速度升高____cm/s,前动脉、后动脉、颈内动脉终末段血流速度升高,音频粗糙,血流搏动指数正常,双侧大脑中动脉峰值流速 / 同侧颈内动脉颅外段峰值流速比值(≥3、≥4、≥6)。

双侧椎动脉、基底动脉血流速度正常,频谱、血流音频及血管搏动指数正常。

超声提示: 双侧(左侧 / 右侧)半球脑血管痉挛血流改变(轻度、中度、重度)。

二、经颅彩色多普勒超声(TCCS 或 TCCD)

【颅内动脉检查正常】

超声所见:

双侧颞窗透声良好(不透声),颅内 Willis 环结构显示

清晰（不清晰），血管走向及血流充盈良好（不全）。TCCD
或联合 TCD 检查结果。

双侧大脑中动脉、前动脉、后动脉、颈内动脉终末段血
流充盈良好，血流速度正常，频谱、血管搏动指数正常，血
流音频未闻及异常。

双侧椎动脉、基底动脉彩色血流显示呈"Y"字形，血
流充盈良好，血流速度正常，频谱、血流音频及血管搏动指
数未见异常。

超声提示：脑血管超声未见明显异常。

【颅内动脉狭窄】（以大脑中动脉为例）

超声所见：

双侧颞窗透声良好（不透声），颅内 Willis 环结构显示
清晰（不清晰），血管走向及血流充盈良好（不全）。TCCD
（或联合 TCD）检查结果：

双侧大脑中动脉血流速度不对称，右（左）侧流速升
高，峰值流速＿＿＿cm/s，音频粗糙（可闻及乐性杂音），CDFI
显示狭窄段血流充盈不全，其内显示紊乱的血流信号，可
探及涡流或湍流血流频谱。狭窄以远段流速正常（或减
低），峰值流速＿＿＿cm/s，频谱正常（或呈低搏动性改变）。
左（右侧）大脑中动脉流速正常，血流充盈良好，频谱、血流
音频未闻及异常，血管搏动指数正常。

颈内动脉终末段血流速度正常，频谱、音频及血管搏
动指数无明显异常。

双侧大脑前动脉、后动脉血流充盈良好，血流速度正
常或代偿性升高，频谱、血流音频未闻及增强，血管搏动指
数正常。

双侧椎动脉、基底动脉彩色血流显示呈"Y"字形,血流充盈良好,血流速度正常,频谱、血流音频及血管搏动指数未见异常。

超声提示:右(左)大脑中动脉狭窄(轻度、中度、重度)。

【大脑中动脉慢性闭塞性病变】

超声所见:

双侧颞窗透声良好(不透声),颅内 Willis 环结构显示清晰(不清晰),血管走向及血流充盈良好(不全)。TCCD(或联合 TCD)检查结果:

右(左)侧大脑中动脉血流信号不连续,沿中动脉走行区域脑实质内可见多支、方向不同的低流速、低搏动性血流信号,最高流速＿＿＿cm/s。彩色血流成像显示大脑中动脉主干与颈内动脉 C_1 段间连续性中断。

右(左)侧大脑中动脉血流充盈良好,血流速度正常,频谱形态、血管搏动指数正常,血流音频未闻及异常。

双侧颈内动脉终末段血流充盈良好,血流速度正常,频谱、血管搏动指数正常,血流音频未闻及异常。

双侧大脑前动脉血流充盈良好,患侧(右/左侧)流速相对增高(代偿),峰流速＿＿＿cm/s,健侧(右/左侧)大脑前动脉血流速度正常,频谱、血管搏动指数正常,血流音频未闻及异常。

双侧大脑后动脉血流充盈良好,患侧(右/左侧)流速相对增高(代偿),峰流速＿＿＿cm/s,健侧(右/左)大脑后动脉血流速度正常,频谱、血管搏动指数正常,血流音频未闻及异常。

双侧椎动脉、基底动脉彩色血流显示呈"Y"字形,血流充盈良好,血流速度、频谱、血流音频及血管搏动指数未见异常。

超声提示: 右（左）侧大脑中动脉慢性闭塞性病变。

右（左）侧大脑前动脉、后动脉流速升高（脑膜支代偿征）。

【单侧椎动脉闭塞】

超声所见:

经枕骨大孔检查,双侧椎动脉与基底动脉血流成像无"Y"字形结构特征,右（左）侧椎动脉血流信号消失。健侧（左／右侧）血流速度代偿性升高,最高流速____cm/s。基底动脉血流充盈良好,流速、频谱及血流音频无明显异常。

超声提示: 右（左）侧椎动脉闭塞。

【烟雾病】（Moyamoya 病、Wills 环结构不完整）

超声所见:

双侧颞窗透声良好,颅内 Wills 环结构显示不完整。沿双侧大脑中动脉供血区域可探及多支细小微弱的动脉血流信号,呈"星点状"分布,右侧峰值流速____cm/s,左侧峰值流速____cm/s,呈低搏动性血流改变。

双侧大脑前动脉 A1 段血流信号未探及,A2 段血流信号呈"星点状"分布。

双侧大脑后动脉血流信号丰富,流速升高,右侧峰值流速____cm/s,左侧峰值流速____cm/s。

双侧椎动脉、基底动脉血流成像显示呈"Y"字形,血流充盈良好,血流速度相对升高,频谱正常,血流音频增强,血管搏动指数正常（或相对减低）。

超声提示: Moyamoya 病（Wills 环结构不完整）。

三、颈部血管疾病

【正常颈动脉】

超声所见：

双侧颈总动脉内径对称，内 - 中膜不厚，各段血流速度正常。

双侧颈动脉球部（膨大处）内径对称，内 - 中膜不厚，血流速度正常。

双侧颈内动脉内径对称（膨大以远），内 - 中膜不厚，CDFI 显示血流充盈良好，血流方向正常，血流频谱形态及各段血流速度正常。

双侧颈外动脉血流方向、血流速度正常。

双侧椎动脉内径对称，血流速度正常。

双侧锁骨下动脉血流速度正常。

超声提示：颈部动脉超声未见明显异常。

【双侧颈动脉粥样硬化斑块形成】

超声所见：

双侧颈总动脉管径对称（不对称），内 - 中膜不均匀性增厚（左侧＿＿＿mm，右侧＿＿＿mm）。右（左）侧（前、后、前外侧、后内侧、外侧、内侧壁）探及＿＿＿mm×＿＿＿mm、形态规则（不规则）、均质（低、等、高）或不均质回声斑块，各段血流速度正常。

双侧颈内动脉管径对称（不对称），内 - 中膜不均匀性增厚，于（前、后、前外侧、后内侧、外侧、内侧壁）探及＿＿＿mm×＿＿＿mm、规则型（不规则型）、均质（低、等、高）或不均质回声斑块，表面纤维帽结构完整（不完整），彩色血流充盈完整(不全),各段血流速度正常。

双侧颈外动脉血流未见异常。

双侧椎动脉管径对称,血流速度正常。

超声提示:双侧(左/右侧)颈动脉内-中膜不均匀增厚。双侧(左/右侧)颈动脉粥样硬化斑块形成。

【颈内动脉狭窄(＜50%)】

超声所见:

双侧颈总动脉管径对称,内-中膜不均匀性增厚(正常),各段流速正常。

双侧颈内动脉管径不对称,内-中膜不均匀性增厚。右(左)侧颈内动脉球部(膨大部)至近段前外侧壁与后内侧壁分别探及(＿＿＿mm×＿＿＿mm)规则型(不规则型)、不均质(均质)回声斑块,致血管内径减小,残余管径＿＿＿mm,原始管径＿＿＿mm,CDFI显示狭窄处血流充盈不全,狭窄处流速＿＿＿cm/s,狭窄远段流速减低为＿＿＿cm/s,血流频谱无明显异常。左(右)侧颈内动脉管径、血流速度未见明显异常。

双侧颈外动脉血流速度、血流频谱未见异常。

双侧椎动脉管径对称,各段流速正常。

双侧锁骨下动脉血流速度、血流频谱未见异常。

超声提示:双侧颈动脉内-中膜不均匀增厚伴斑块形成。右(左)侧颈内动脉狭窄(轻度:＜50%)

【颈内动脉狭窄(中度:50%~69%)】

超声所见:

双侧颈总动脉管径对称,内-中膜不均匀性增厚。各段流速正常。

双侧颈内动脉管径不对称,内-中膜不均匀性增厚。

右（左）侧颈内动脉球部（窦部）至近段前外侧壁与后内侧壁分别探及（____mm×____mm）不规则型（规则型）、不均质（均质）回声斑块，致血管内径减小，残余管径____mm，原始管径____mm，CDFI 显示狭窄处血流充盈不全。狭窄处流速相对升高____cm/s，狭窄远段流速相对减低____cm/s，狭窄段与狭窄远段流速比值（>2.5），血流频谱正常。左（右）侧颈内动脉管径、血流速度未见明显异常。

双侧颈外动脉血流速度正常。

双侧椎动脉管径对称，各段流速正常。

双侧锁骨下动脉血流速度、血流频谱未见异常。

超声提示：双侧颈动脉内 - 中膜不均匀增厚伴斑块形成。

右（左）侧颈内动脉狭窄（50%～69%）

【颈内动脉狭窄（重度：70%～99%）】

超声所见：

双侧颈总动脉管径对称，内 - 中膜不均匀性增厚。各段流速正常。

双侧颈内动脉管径不对称，内 - 中膜不均匀性增厚。右（左）侧颈内动脉球部（窦部）至近段前外侧壁与后内侧壁分别探及（____mm×____mm）不规则、不均质回声斑块，致血管内径减小，残余管径____mm，原始管径____mm，CDFI 显示狭窄处血流充盈缺损，出现"五彩混叠"血流。狭窄处流速明显升高____cm/s，狭窄远段流速减低为____cm/s，狭窄段与狭窄远段流速比值（>4.0），血流频谱呈低搏动性改变。左（右）侧颈内动脉管径、血流速度未见明显异常。

双侧颈外动脉血流速度不对称，右侧相对升高（代偿性）。

双侧椎动脉管径对称,流速正常(相对升高,代偿)。

双侧锁骨下动脉血流速度、血流频谱未见异常。

超声提示:双侧颈动脉内-中膜不均匀增厚伴斑块形成。

右(左)侧颈内动脉狭窄(70%～99%)。

【颈内动脉闭塞】

超声所见:

双侧颈总动脉内径对称,内-中膜不厚(不均匀增厚),各段血流速度正常。

双侧颈动脉球部(膨大处)内径对称,内-中膜不厚,右(左)侧管腔内探及均质(低或中等回声)或不均质回声,CDFI显示红蓝交替的"开关"血流影像,血流频谱为双向低速"震荡性"改变。

双侧颈内动脉内径不对称,右(左)侧管径相对增宽(减小),CDFI显示无血流信号。

双侧颈外动脉血流速度对称,右(左)侧相对升高(代偿)。

双侧椎动脉内径对称,血流速度正常(相对升高,代偿)。

双侧锁骨下动脉血流速度正常。

超声提示:右(左)侧颈内动脉闭塞。

【正常颅外段椎动脉】

超声所见:

双侧椎动脉颈段、椎间隙段、枕段血管走行正常,颈段及椎间段内径正常。右侧椎动脉内径＿＿mm,左侧椎动脉内径＿＿mm,内-中膜不厚,管壁结构清晰。CDFI显示血流充盈良好,血流方向正常。PW显示血流频谱形态正常,右侧椎动脉流速＿＿cm/s,左侧椎动脉流速＿＿cm/s。

超声提示:双侧颅外段椎动脉超声未见明显异常

【椎动脉起始段狭窄(中度 50% ~ 69%, 重度 70% ~ 99%)】
超声所见:

双侧椎动脉走行正常,左(右)侧椎动脉颈段起始段内径减小____mm,CDFI 显示血流紊乱,血流速度增快,最高流速为____cm/s,椎间段流速减低为____cm/s,起始段与椎间隙段流速比值为(> 2.5 或 > 4.0),PW 显示椎间隙血流频谱形态尚正常(低阻力低搏动性改变),右(左)侧椎动脉内径正常____mm,CDFI 示管腔内血流充盈良好。PW 示血流频谱形态正常,左(右)侧椎动脉流速正常或相对升高____cm/s(对侧重度狭窄或闭塞出现代偿性血流改变)。

超声提示: 左(右)侧椎动脉起始段狭窄(中度、重度)。

【椎动脉闭塞】
超声所见:

左(右)侧椎动脉颈段及椎间段近段管腔内充填均质(不均质)回声,CDFI 未显示血流信号,椎间隙远段可见侧支小动脉向远端椎动脉灌注供血,血流速度正常(相对减低),约为____cm/s,血流频谱呈低阻力低搏动性改变。

右(左)侧椎动脉走行正常,管壁结构正常。CDFI 示椎动脉管腔内血流充盈良好。PW 示血流频谱形态正常,血流速度正常(相对升高)____cm/s。

超声提示: 左(右)侧椎动脉闭塞(颈段 - 椎间段)。

【右侧锁骨下动脉狭窄】
超声所见:

无名动脉远段至右侧锁骨下动脉起始段可探及(____mm ×____mm)规则型(不规则型)、均质(低、等、强)回声或不均质回声斑块,致锁骨下动脉管腔减小,残余管径____mm,原始管径____mm,CDFI 显示血流紊乱,流速增快达＿＿＿cm/s，狭窄远段（椎动脉分支以远段）血流速度减低，血流频谱形态异常，舒张期血流方向与收缩期一致，狭窄段流速与狭窄远段流速比值＞4.0。

左侧锁骨下动脉血流速度及血流频谱正常。

双侧椎动脉血流方向不一致，患侧收缩期血流方向逆转（反向），舒张期血流方向为正向（或消失为零），呈现典型的"震荡性"血流频谱改变。

超声提示：右侧锁骨下动脉狭窄（重度，70%～99%）。

右侧锁骨下动脉窃血（部分型、完全型）。

【左侧锁骨下动脉狭窄】

超声所见：

左侧锁骨下动脉起始段可探及（＿＿＿mm×＿＿＿mm）规则型（不规则型）、均质（低、等、强）回声或不均质回声斑块，致锁骨下动脉管腔减小，残余管径＿＿＿mm，原始管径＿＿＿mm，CDFI 显示血流信号紊乱，流速增快达＿＿＿cm/s，狭窄远段（椎动脉分支以远段）血流速度减低，血流频谱形态异常，舒张期血流方向与收缩期一致，狭窄段流速与狭窄远段流速比值＞4.0。

双侧椎动脉血流方向不一致，患侧收缩期血流方向逆转（反向），舒张期血流方向为正向（或消失），呈现典型的"震荡性"（或单纯收缩期逆向）血流频谱改变。

超声提示：左侧锁骨下动脉狭窄（重度，70%～99%）。

右侧锁骨下动脉窃血（部分型、完全型）。

【颈动脉大动脉炎性病变】

超声所见：

双侧颈总动脉管径对称（不对称），血管壁弥漫性增厚，正常血管结构分界不清,致血管腔内径相对均匀性减小。左(右)侧颈总动脉管壁厚____mm,最窄处血管内径约____mm,CDFI 显示血流充盈带变细,出现涡流与湍流混杂的血流,PW 示频谱异常,流速增快达____cm/s,双侧颈内动脉内径对称(不对称),血管壁结构正常,管壁不厚、血流速度减低,血流频谱呈现低阻力低搏动性改变。

双侧颈外动脉内径对称(不对称),血管壁结构正常,管壁不厚、血流速度减低,血流频谱呈现低阻力低搏动性改变。

超声提示:颈动脉大动脉炎性病变。

双侧颈总动脉狭窄(重度,70%～99%)。

【颈内静脉扩张并血栓形成】

超声所见:

双侧颈内静脉血管内径不对称。右(左)侧颈内静脉入无名静脉前局限性扩张,屏气时颈内静脉管径____mm,平静时管径____mm。扩张段血管腔内可见异常回声附壁,局部血流充盈缺损。血流速度相对升高。

超声提示:右(左)侧颈内静脉扩张并血栓形成。

第二节 四肢血管

一、下肢动脉病变

【正常下肢动脉】

超声所见:

(右/左)侧下肢股总动脉、股深动脉、股浅动脉(上、中、下段)、腘动脉、胫前动脉、胫后动脉、足背动脉血管内径正常(对称),内膜光滑,管腔内透声佳。CDFI 显示血流充盈佳,血流方向正常,血流频谱形态及流速未见明显异常。

超声提示: 双下肢动脉超声未见明显异常。

【下肢动脉粥样硬化病变】

超声所见:

(右 / 左)侧下肢股总动脉、股深动脉、股浅动脉(上、中、下段)、腘动脉、胫前动脉、胫后动脉、足背动脉血管内径正常,内 - 中膜不均匀增厚,血管腔内壁附着点片状大小不等的规则型(不规则型)强回声(低回声、等回声)斑块,较大者位于(右 / 左)侧股总动脉近段(远段),大小____ mm ×____mm,CDFI 显示血流充盈佳,血流方向正常,血流频谱形态及流速未见明显异常。

超声提示:(右 / 左)侧下肢动脉粥样硬化伴斑块形成。

【下肢动脉硬化并节段性狭窄】

超声所见:

(右 / 左)侧下肢股总、股深、股浅动脉、腘动脉内 - 中膜不均匀性增厚,不光滑,血管腔内壁附着(少许、较多、弥漫分布)大小不等的强回声(低回声 / 等回声)斑块,致(右 / 左)股浅动脉(上、中、下段)内径明显变细,狭窄段长度约____cm,最窄处残余管腔内径____cm,原始管径____cm,狭窄以近段动脉流速____cm/s,狭窄处血流速度增快,呈花色,最高流速____cm/s,远端动脉流速减低,反向波频谱消失。其余动脉血流信号充盈佳,血流方向正常,血流频谱形态及流速未见明显异常。

超声提示: 双下肢动脉粥样硬化伴斑块形成(多发)

右(左)侧股浅动脉节段性狭窄。

【下肢动脉粥样硬化并弥漫性狭窄】

超声所见：

（右／左）侧下肢股总、股深、股浅动脉、腘动脉内 - 中膜不均匀增厚，不光滑，内壁附着（少许、较多、弥漫分布）大小不等的强回声（低回声／等回声）斑块，致右（左）侧股动脉全程血流束明显变细，最窄处残余管腔内径＿＿＿cm，原动脉管腔内径＿＿＿cm，最高流速达＿＿＿cm/s，下肢远段右（左）侧腘动脉、胫前、胫后动脉动脉血流频谱呈低速低阻力型改变，流速明显减低＿＿＿cm/s，狭窄以近段动脉周围可见细小的侧支动脉血管向狭窄远段灌注供血。

超声提示：（右／左）侧下肢动脉粥样硬化伴斑块形成（多发）。

（右／左）侧（股总、股浅、股深）动脉弥漫性狭窄（重度）。

【下肢动脉粥样硬化性闭塞】

超声所见：

（右／左）侧下肢股总、股深、股浅动脉、腘动脉内 - 中膜不均匀性增厚，管腔内壁附着大小不等的均质（强回声、低回声、等回声）或不均质回声斑块，最大位于右（左）侧（股总、股深动脉，股浅动脉上、中、下段），致管腔充填，CDFI 显示血流信号消失。病变远段管腔（前壁或后壁）可探及侧支动脉血流信号灌注，流速减低，血流频谱异常，呈低速低阻力型改变。

右（左）侧腘动脉、胫前、胫后动脉管腔内血流信号微弱，流速明显减低＿＿＿cm/s，血流频谱均呈低速低阻力型改变。

超声提示:(右/左)侧下肢动脉粥样硬化伴多发斑块形成。

(右/左)侧(股总、股深动脉,股浅动脉上、中、下段)闭塞。

【下肢动脉栓塞】

超声所见:

左(右)侧(股总、股深动脉,股浅动脉上、中、下段,腘动脉、胫前动脉、胫后动脉、腓动脉)长度约____cm的管腔内可探及均质回声(低回声、等回声)或不均质回声充填,CDFI检查管腔内未见血流信号。闭塞远段周围可(未)见明显侧支动脉,动脉血流频谱形态失常,呈低阻力型波形,流速减低____cm/s。闭塞近心段动脉血流充盈相对减低(与健侧比较),频谱形态异常,血管阻力升高,流速相对减低____cm/s。

超声提示:(结合患者临床病史考虑)左(右)侧(股总、股深动脉,股浅动脉上、中、下段,腘动脉、胫前动脉、胫后动脉、腓动脉)栓塞。

【下肢动脉假性动脉瘤】

超声所见:

右(左)侧大腿上段、腹股沟区软组织内,距体表____mm可探及(____mm×____mm×____mm)无回声包块,形态规则,边界清晰,包块内壁可见低回声(部分血栓形成),CDFI显示包块内为红蓝相间的低速涡流血流信号,PW显示双向血流频谱。

包块的后壁与(股总、股浅动脉)之间形成长约____cm,宽约____mm的异常通路,CDFI探及湍流血流信号,流速升高,PW 检测显示正反双向血流频谱。

超声提示: 左(右)侧(股总、股浅动脉)假性动脉瘤。

二、下肢静脉病变

【正常下肢深静脉】

超声所见:

双下肢股总静脉、股浅静脉、股深静脉、腘静脉内径正常,管腔内未探及异常回声,探头加压检测管腔可压闭。CDFI 显示静脉血流通畅。增加腹压(Valsalva 试验)及远端肢体加压检测时未探及反流血流信号。

双下肢胫前静脉、胫后静脉、腓静脉、腓肠肌间静脉内径正常,管腔未探及异常回声,探头加压检测管腔可压闭。CDFI 显示静脉内血流充盈良好。

超声提示: 双侧下肢深静脉超声未见明显异常。

【下肢深静脉血栓(完全型)】

超声所见:

右(左)下肢股总静脉、股浅静脉、腘静脉内径较对侧增宽,管腔内探及(低、中等、不均质)回声充填,探头加压检测时管腔不能压闭。CDFI 显示管腔内无血流充盈。左(右)下肢股总静脉、股浅静脉、腘静脉内径正常,管腔内未探及异常回声,探头加压管腔可压闭。CDFI 显示静脉内血流回流通畅,增加腹压(Valsalva 试验)及远端肢体加压检测时未探及反流血流信号。

右(左)下肢胫前静脉、胫后静脉、腓静脉、腓肠肌间静脉内径较对侧增宽,管腔内探及(低、中等、不均质)回声充填,探头加压管腔不能压闭。CDFI 显示管腔内无血流充盈。左(右)下肢胫前静脉、胫后静脉、腓静脉、腓肠肌间静脉内径正常，管腔内未探及异常回声，探头加压检测管腔可压闭。CDFI 显示静脉内血流充盈良好。

超声提示：右(左)下肢股总静脉、股浅静脉、腘静脉血栓形成(完全型：急性期、亚急性期、慢性期)。

右(左)下肢胫前静脉、胫后静脉、腓静脉、腓肠肌间静脉血栓形成(完全型)。

【下肢深静脉血栓】(部分型：急性期、亚急性期、慢性期)
超声所见：

右(左)下肢股总静脉、股浅静脉、腘静脉内径较对侧相对增宽，管腔内探及(低、中等、不均质)回声，探头加压检测管腔不能完全压闭。CDFI 显示血流部分充盈。左(右)下肢股总静脉、股浅静脉、腘静脉内径正常，管腔内未探及异常回声，探头加压检测时管腔可压闭。CDFI 显示静脉内血流回流通畅，增加腹压(Valsalva 试验)及远端肢体加压检测时未探及反流血流信号。

右(左)下肢胫前静脉、胫后静脉、腓静脉、腓肠肌间静脉内径较对侧相对增宽，管腔内探及部分(低、中等、不均质)回声，探头加压检测时管腔不能完全压闭。CDFI 显示静脉血流部分充盈。左(右)下肢胫前静脉、胫后静脉、腓静脉、腓肠肌间静脉内径正常，管腔内未探及异常回声，探头加压检测时管腔可压闭。CDFI 显示静脉内血流充盈良好。

超声提示：右(左)下肢股总、股浅、腘静脉血栓形成(部分型)。

右下肢胫前、胫后、腓、腓肠肌间静脉血栓形成(部分型)

【下肢静脉瓣功能不全】

超声所见：

双下肢股总静脉、股浅静脉、腘静脉内径正常，管腔内未探及异常回声，探头加压管腔可压闭。CDFI 显示静脉内血流通畅。增加腹压（Valsalva 试验）后探及右侧股总静脉瓣水平反流血流信号，持续时间 > 1 秒。远端肢体加压试验时探及右侧腘静脉瓣反流血流信号，持续时间 > 1 秒。

超声提示： 右下肢股总静脉瓣、腘静脉瓣功能不全。

【大隐静脉曲张】

超声所见：

双下肢股总静脉、股浅静脉、股深静脉、腘静脉、胫前静脉、胫后静脉、腓静脉、腓肠肌间静脉内径正常，管腔内未探及异常回声，探头加压检测管腔可压闭。CDFI 显示静脉内血流通畅。增加腹压（Valsalva 试验）及远端肢体加压检测时未探及静脉瓣反流血流信号。

右下肢大隐静脉节段性增宽、迂曲，局部呈"串珠样"，于大腿内侧（小腿内侧）管腔内可探及（低、中等、不均质）回声充填。CDFI 显示隐股静脉瓣水平在增加腹压（Valsalva 试验）及远端肢体加压试验时出现反流血流信号，持续时间 > 1 秒。

超声提示： 右下肢大隐静脉曲张伴血栓形成。

右下肢隐股静脉瓣功能不全。

【红细胞聚集】

超声所见：

双下肢股总静脉、股浅静脉、腘静脉内径正常，管腔内探及随血流移动的"云雾状"回声,探头加压检测时管腔可压闭。CDFI显示静脉内血流通畅。增加腹压(Valsalva 试验)及远端肢体加压试验后未探及静脉瓣反流血流信号。

双下肢胫前静脉、胫后静脉、腓静脉、腓肠肌间静脉内径正常,管腔内探及红细胞聚集征,探头加压管腔可压闭。CDFI加压检测时静脉内血流充盈良好。

超声提示:双下肢股总静脉、股浅静脉、腘静脉红细胞聚集。

双下肢胫前静脉、胫后静脉、腓静脉红细胞聚集。

三、上肢动脉病变

【正常上肢动脉】
超声所见:

左(右)侧锁骨下动脉、腋动脉、肱动脉、尺动脉、桡动脉走行正常,内径正常,内膜光滑,血流充盈佳,血流频谱及血流速度未见异常。

超声提示:双上肢动脉超声未见明显异常。

【人工动 - 静脉瘘】
超声所见:

左(右)头静脉与桡动脉为端 - 侧吻合形成直接交通人工动 - 静脉瘘,瘘口宽＿＿cm,长约＿＿cm,壁增厚(不厚),血流通畅,瘘口近心端桡动脉内径＿＿cm,血流速度＿＿cm/s,血管阻力指数(RI:＿＿)明显低于对侧,血流量＿＿ml/min。瘘口处 CDFI 显示紊乱的涡流与湍流相间的血流信号,血流速度____cm/s,血流量____ml/min。瘘口以远头静脉血流动脉化,血流速度____cm/s,血流量____ml/min。

超声提示:桡动脉-头静脉瘘血流通畅。

【人工动-静脉瘘狭窄】

超声所见:

左(右)头静脉与桡动脉为端-侧吻合形成直接交通人工动-静脉瘘,瘘口径明显减小,宽约____cm,长约____cm,壁增厚,血流信号明显减弱(与术后比较),瘘口近心端桡动脉内径____cm,血流速度明显减低____cm/s,血管阻力指数(RI:____)升高。瘘口以远头静脉管腔内探及低回声(不均回声)血栓,血流速度____cm/s,血流量____ml/min。

超声提示:桡动脉-头静脉瘘狭窄。

瘘口以远头静脉血栓形成。

【上肢动脉栓塞】

超声所见:

左(右)侧(锁骨下动脉,肱动脉上、中、下段,桡动脉、尺动脉)长度约____cm的管腔内可探及均质回声(低回声、等回声)或不均质回声充填,病变与血管内膜间分界清晰,CDFI检查管腔内未见血流信号。闭塞远段周围可(未)见明显侧支动脉,侧支动脉血流频谱形态失常,呈低阻力型波形,流速减低____cm/s。闭塞近心段动脉血流速度相对减低____cm/s,与健侧比较,频谱形态异常,血管阻力升高。

超声提示:(结合患者临床病史考虑)左(右)侧(锁骨下动脉,肱动脉上、中、下段,桡动脉、尺动脉)栓塞。

四、上肢静脉病变

【正常上肢静脉】

超声所见：

左（右）侧锁骨下静脉、腋静脉、肱静脉、桡静脉、尺静脉与相应动脉伴行，走行正常，内径正常均匀，内壁光滑，血流充盈佳。

左（右）侧头静脉、贵要静脉走行正常，内径正常均匀，内壁光滑，血流充盈佳。

超声提示：上肢静脉超声未见明显异常。

【上肢深静脉血栓】

超声所见：

右（左）侧（锁骨下静脉、腋静脉、肱静脉、尺静脉、桡静脉）内径较对侧增宽，管腔内探及（低、中等、不均质）回声充填，探头加压检测时管腔不能压闭。CDFI 显示管腔内无血流充盈。

超声提示：右（左）上肢（锁骨下静脉、腋静脉、肱静脉、尺静脉、桡静脉）静脉血栓形成（完全型）。

第三节　腹主动脉病变

【腹主动脉瘤】

超声所见：

腹主动脉（上、中、下）段增宽，呈瘤样扩张，扩张段长度约为____cm，扩张段最大横径约为____cm，扩张段上缘距肾动脉（肠系膜上动脉）分支水平约为____cm，下缘距肾动脉分支(腹主动脉分叉)约为＿＿＿cm,左(右)侧髂总动脉内径＿＿＿cm。

扩张段瘤体内壁尚光滑,瘤腔内透声佳,可见涡流血流信号,瘤体入口处血流速度＿＿＿cm/s,瘤腔内血流速度＿＿＿cm/s,瘤体出口处血流速度＿＿＿cm/s。

超声提示: 腹主动脉瘤。

【腹主动脉瘤合并血栓】

超声所见:

腹主动脉(上、中、下)段增宽,呈瘤样扩张,扩张段长度约为＿＿＿cm,扩张段最大横径约为＿＿＿cm,扩张段上缘距肾动脉(肠系膜上动脉)分支水平约为＿＿＿cm,下缘距肾动脉分支(腹主动脉分叉)约为＿＿＿cm,左(右)侧髂总动脉内径＿＿＿cm。

扩张段瘤体内壁不光滑,可探及点片状均质回声(低回声、等回声、强回声)/不均质回声,致瘤壁局限性增厚,残余管径(前后经)＿＿＿cm,原始瘤体管径(前后径)＿＿＿cm。腔内可见涡流血流信号,瘤体入口处血流速度＿＿＿cm/s,瘤腔内血流速度＿＿＿cm/s,瘤体出口处血流速度＿＿＿cm/s。

超声提示: 腹主动脉瘤合并血栓。

【腹主动脉瘤累及髂动脉】

超声所见:

腹主动脉中下段增宽,呈瘤样扩张,扩张段长度约为＿＿＿cm,扩张段最大横径约为＿＿＿cm,扩张段上缘距肾动脉水平约为＿＿＿cm,瘤体下缘累及左(右)侧髂总动脉,髂内外动脉未见明显扩张。左(右)侧髂总动脉扩张段内径约为＿＿＿cm,长度约为＿＿＿cm,下缘距髂动脉分叉为＿＿＿cm,

髂动脉内径正常。瘤腔内透声佳,可探及涡流血流信号,瘤体入口处血流速度_____cm/s,瘤腔内血流速度_____cm/s,瘤体髂动脉出口处血流速度_____cm/s。

超声提示: 腹主动脉瘤,左(右)侧髂动脉受累。

【腹主动脉夹层动脉瘤】

超声所见:

腹主动脉内径扩张_____cm,动脉腔内自膈水平可见细线状内膜回声,随心搏摆动,将血管分隔为真、假两腔,真腔内血流明亮,假腔内血流充盈色彩暗淡,腔内未见明显异常回声。腹主动脉(上、中、下段)水平可见破裂口,血流于破裂口处形成往返流动。双侧髂动脉未累及,髂动脉血流速度约为_____cm/s。

腹腔动脉干、肠系膜上动脉、左(右)肾动脉起自假腔(真腔),血流速度分别为_____cm/s、_____cm/s、_____cm/s,右(左)肾动脉起自真腔(假腔),血流速度为_____cm/s。

超声提示: 腹主动脉夹层动脉瘤。

【腹主动脉夹层动脉瘤合并血栓形成】

超声所见:

腹主动脉内径扩张_____cm,动脉腔内自膈水平可见膜样回声,将血管分隔为两腔,真腔内血流明亮,血流束宽度_____cm,血流速度_____cm/s,假腔内壁可见低回声附着。双侧髂动脉未累及,髂动脉血流速度约为_____cm/s。

腹腔动脉干、肠系膜上动脉、左(右)侧肾动脉起自真腔(假腔),血流速度为_____cm/s。左(右)肾动脉起自假腔(真腔),右(左)肾动脉血流速度明显减低,流速_____cm/s。

超声提示: 腹主动脉夹层动脉瘤合并假腔内血栓形成。

【腹主动脉假性动脉瘤】

超声所见：

腹主动脉前壁（后壁）可探及____cm×____cm×____cm瘤样无回声，边界清晰，内壁可见不均质回声（低回声、等回声）附壁，厚度约为____cm，残余瘤腔大小____cm×____cm，其内可见涡流血流信号。瘤体与腹主动脉之间可探及管状（窗样）异常通路（瘤颈），长____cm，宽____cm，瘤颈内可见红蓝交替的血流信号，PW 检测呈双期双向血流频谱。

腹主动脉内径____cm，内膜光滑，腔内透声佳，血流充盈良好，瘤体近心段动脉内血流速度____cm/s，瘤体远心段动脉内血流速度减低____cm/s。

超声提示：腹主动脉假性动脉瘤并瘤体内血栓形成。

第四节　肾动脉、静脉疾病

【正常肾动脉】

超声所见：

腹主动脉：肾动脉起始部内径____cm，峰值流速____cm/s。

右肾动脉主干：起始段内径____cm，峰值流速____cm/s，RI：____。

中段内径____cm，峰值流速____cm/s，RI：____。

肾门段内径____cm，峰值流速____cm/s，RI：____。

右肾段动脉：峰值流速____cm/s，RI：____。

右肾叶间动脉：峰值流速____cm/s，RI：____。

右肾小叶间动脉:峰值流速_____cm/s,RI:_____。

左肾动脉主干:起始段内径_____cm,峰值流速_____cm/s,RI:_____。

　　　中段内径_____cm,峰值流速_____cm/s,RI:_____。

　　　肾门段内径_____cm,峰值流速_____cm/s,RI_____。

右肾段动脉:峰值流速_____cm/s,RI:_____。

右肾叶间动脉:峰值流速_____cm/s,RI:_____。

右肾小叶间动脉:峰值流速_____cm/s,RI:_____。

超声提示:双侧肾动脉血流正常。双侧肾动脉未见明显狭窄。

【肾动脉狭窄】

超声所见:

右侧肾脏大小_____cm×_____cm×_____cm,左侧肾脏大小_____cm×_____cm×_____cm,轮廓清晰,实质呈低回声,皮髓质回声界限清晰,集合系统排列整齐。

腹主动脉内径正常,血流速度为_____cm/s。

起始段狭窄:左(右、双侧)肾动脉主干起始段管腔减小约为_____cm,血流呈多色镶嵌状,血流速度增快,峰值流速_____cm/s,RI:_____,RAR 比值_____;肾门处肾动脉主干血流频谱异常,峰值流速_____cm/s,阻力指数减低(RI:_____)。

肾门段狭窄:左(右、双侧)肾动脉主干距起始段 1.0～2.0cm 肾门处,血管内径相对减小,CDFI 血流束局限性纤细,峰值流速升高_____cm/s,阻力指数减低 RI:_____;肾门以远肾内段动脉血流频谱异常,峰值流速_____cm/s,阻力指数减低 RI:_____。

右（左、双侧）肾内血流灌注正常（不良），右（左）肾内叶间动脉、小叶间动脉血流频谱异常，峰值流速＿＿＿cm/s，RI减低：＿＿＿。

超声提示：右（左）肾动脉起始段（中段、肾门段＿＿＿度）狭窄。

【左肾静脉胡桃夹征】

超声所见：

腹主动脉长轴显示，肠系膜上动脉与腹主动脉之间的夹角减小，小于＿＿＿°，致使左肾静脉受夹角处压迫，血流充盈不全，局部血流信号增强。

平卧位：近肾门处左肾静脉内径＿＿＿cm，受压处左肾静脉内径＿＿＿cm，两者内径比值约大于3∶1，受压处血流增快速度为＿＿＿cm/s。

直立位30分钟后：近肾门处左肾静脉内径＿＿＿cm，受压处左肾静脉内径＿＿＿cm，两者内径比值＞3∶1，受压处血流增快速度为＿＿＿cm/s。

超声提示：左肾静脉狭窄（外压性）。

第五节　人　工　血　管

一、上肢动脉搭桥术

【锁骨下动脉人工血管搭桥术后血管通畅】

超声所见：

双侧锁骨下动脉之间可见双线（环状）强回声 - 人工血管，其周围未见异常回声。人工血管左侧端与左锁骨下动脉

间端 - 侧吻合,吻合口内径＿＿＿cm,血流频谱正常,血流速度＿＿＿cm/s。人工血管右侧端与右锁骨下动脉间端 - 侧吻合,吻合口内径＿＿＿cm,血流频谱正常,血流速度＿＿＿cm/s。

超声提示: 双侧锁骨下动脉人工血管搭桥术后血流通畅。

【锁骨下动脉人工血管搭桥术后血栓形成】

超声所见:

双侧锁骨下动脉之间可见双线(环状)强回声 - 人工血管,其周围未见异常回声。人工血管左侧端与左锁骨下动脉间端 - 侧吻合,内径＿＿＿cm。人工血管右侧端与右锁骨下动脉间端 - 侧吻合,吻合口内径＿＿＿cm。人工血管腔内可探及低回声(等回声、不均质回声),CDFI 显示血流信号消失。人工血管以近输入端供血动脉血流速度相对减低,血管阻力指数(RI)升高。人工血管输出端动脉流速减低,可探及小的侧支动脉血流信号,血管阻力指数(RI)明显减低。

超声提示: 双侧锁骨下动脉间人工血管搭桥术后血栓形成。

二、下肢动脉搭桥术

【股 - 腘动脉搭桥术后血流通畅】

超声所见:

右(左)侧股总动脉(股浅动脉)与腘动脉之间可见双线(环状)强回声 - 人工血管,其周围未见异常回声。人工血管近心端与股总动脉(股浅动脉近段)端 - 侧吻合,吻合口内径＿＿＿cm,血流频谱正常,血流速度＿＿＿cm/s。人工血管下段端与腘动脉间端 - 端吻合,吻合口内径＿＿＿cm,血流频谱正常,血流速度相对减低＿＿＿cm/s。

超声提示：*左（右）股 - 腘动脉搭桥术后血流通畅。*

【股 - 腘动脉搭桥术后血栓形成】

超声所见：

右（左）侧股总动脉（股浅动脉）与腘动脉支架之间可见双线（环状）强回声 - 人工血管，其周围未见异常回声。人工血管近心端与股总动脉（股浅动脉近段）端 - 侧吻合，吻合口内径____cm，血流信号消失。人工血管下段端与腘动脉间端 - 端吻合，吻合口内径____cm，血流信号消失。吻合口以远动脉管腔内可探及低阻低速血流信号（侧支动脉血流灌注征）。人工血管腔内充填均质回声（低回声）或不均质回声。

超声提示：*左（右）股 - 腘动脉搭桥术后血栓形成。*

【人工血管搭桥术后再狭窄】

超声所见：

____（动脉）之间可见双线（环状）强回声 - 人工血管，其周围未见异常回声。人工血管近心段动脉内径减小____cm，内 - 中膜不均匀性增厚，血管内壁不光滑，可见大小不等回声不均的粥样硬化性斑块，较大者____cm×____cm，血流频谱异常，血流速度减低____cm/s。

人工血管与（动脉）吻合处可见大小不等的低回声斑块，致人工血管与供血动脉间的吻合内径减小，血流呈花色，速度明显增快，入口处流速____cm/s。

出口处内径正常，血流速度明显减低，血流流速____cm/s。

超声提示：*下肢____动脉 - 动脉人工血管搭桥术后再狭窄。*

三、血管内支架

【颈动脉支架术后支架通畅】

超声所见：

右（左）侧颈动脉管腔内可见网状强回声支架。支架近段位于颈总动脉远段，内径____mm；中段位于颈动脉分叉处，内径____mm；远段位于颈内动脉近段，内径____mm。支架内各段血流速度正常。支架旁颈外动脉血流速度未见异常。

超声提示：颈动脉支架术后血流通畅。

【股浅动脉支架术后】

股动脉（股浅动脉上、中、下段）管腔内可见支架回声，长约____cm。支架入口处内径____mm，血流速度____cm/s；支架出口处内径____mm，血流速度____cm/s。支架中段内径____mm，血流速度____cm/s。支架内血流频谱形态正常。

超声提示：股浅动脉支架术后支架通畅。

【血管支架内血栓】

超声所见：

（____动脉）腔内可见支架回声，近心段（____动脉）内径____cm，内壁不光滑，可见大小不等的斑块样回声，较大者____cm×____cm，血流频谱异常，阻力增高，血流速度____cm/s。支架内充满实性低回声，未见血流信号。支架远心段（____动脉）内径____mm，内壁不光滑，可见不均质回声或均质回声充填，CDFI检查未见明显血流信号。

超声提示：（____动脉）支架术后血栓。

【颈动脉支架术后再狭窄】

超声所见：

于颈动脉分叉处右（左）侧颈动脉管腔内可见网状强回声支架，长____cm。支架近段位于颈总动脉远段，内径____mm，血流速度____cm/s。中段原始内径____mm，残余内径____mm，血流速度明显升高，流速达____cm/s。支架远端位于颈内动脉近段，内径____mm，血流速度相对减低，呈相对低流速低搏动性血流频谱改变。

超声提示：颈动脉支架术后再狭窄（50%～69%，70%～99%）

第八章
超声介入性治疗、诊断及超声造影

第一节　超声引导下介入性治疗

【胸膜腔穿刺抽液或置管引流】

1. 二维超声　左(右)侧胸腔于腋前/腋中/腋后/肩胛下角线第____肋以下可见无回声,透声良好(欠佳),最大深度____cm,胸壁厚度____cm。

2. 患者取坐位,双臂平放胸前。超声引导下选择最佳穿刺点,常规消毒、铺巾。采用3～5MHz探头,配备相应穿刺架。选用18G(16G)PTC针(套管针)、引流管。

3. 局部麻醉　2%利多卡因穿刺点逐层浸润麻醉。

4. 在实时超声监视下,嘱患者屏住呼吸,沿穿刺引导线将穿刺针刺入胸腔后,患者恢复平静呼吸。

5. 拔出针芯,置入导丝,撤除穿刺针,沿导丝置入引流管后拔出导丝,固定引流管,开始抽液,留标本送检,抽液完毕撤除穿刺针,敷盖无菌纱布并固定。

6. 术中、术后患者生命体征平稳,无不适,返回病房。

【经皮经肝胆管穿刺引流】

1. 二维超声　肝内外胆管明显增宽,左肝管内径约____cm,右肝管内径约____cm,胆总管内径约____cm。

2．患者取仰卧位（左侧卧位）。超声引导下选择最佳穿刺点，常规消毒、铺巾。采用 3～5MHz 探头，配备相应穿刺架。选用 18G（20G）PTC 针（套管针）、引流管。

3．局部麻醉　2% 利多卡因穿刺点逐层浸润麻醉。

4．在实时超声监视下，嘱患者屏住呼吸，沿穿刺引导线将穿刺针刺入右前支胆管内后，患者恢复平静呼吸。

5．拔出针芯，置入导丝，撤除穿刺针，循导丝置入扩张器，扩张穿刺途径，再循导丝置入引流管，拔出导丝，见褐绿色胆汁流出，固定引流管，连接引流器，敷盖无菌纱布并固定。

6．术中、术后患者生命体征平稳，无不适，返回病房。

【经皮经肝胆囊穿刺置管引流】

1．二维超声　胆囊形态饱满，体积明显增大，内部透声良好（欠佳）。

2．患者取仰卧位（左侧卧位）。超声引导下选择最佳穿刺点，常规消毒、铺巾。采用 3～5MHz 探头，配备相应穿刺架。选用 18G（20G）PTC 针（套管针）、引流管。

3．局部麻醉　2% 利多卡因穿刺点逐层浸润麻醉。

4．在实时超声监视下，嘱患者屏住呼吸，沿穿刺引导线将穿刺针刺入胆囊腔内后，患者可平静呼吸。

5．拔出针芯，置入导丝，撤除穿刺针，循导丝置入扩张器，扩张穿刺途径，再循导丝置入引流管，拔出导丝，固定引流管，敷盖无菌纱布并固定。

6．术中、术后患者生命体征平稳，无不适，返回病房。

【经皮经肾肾积水穿刺置管引流】

1．二维超声　左肾（右肾）体积增大，形态饱满，实质受压变薄,肾盂内可见无回声区,呈指套样(皮囊样),最宽处____cm。

2. 患者取仰卧位(左侧卧位、右侧卧位)。超声引导下选择最佳穿刺点,常规消毒、铺巾。采用3～5MHz探头,配备相应穿刺架。选用18G(20G)PTC针(套管针)、引流管。

3. 局部麻醉 2%利多卡因穿刺点逐层浸润麻醉。

4. 在实时超声监视下,嘱患者屏住呼吸,沿穿刺引导线将穿刺针刺入肾盂内后,患者可平静呼吸。

5. 拔出针芯,置入导丝,撤除穿刺针,循导丝置入扩张器,扩张穿刺途径,再循导丝置入引流管。固定引流管,敷盖无菌纱布并固定。

6. 术中、术后患者生命体征平稳,无不适,返回病房。

【腹膜腔穿刺抽液(置管引流)】

1. 二维超声 腹膜腔内可见无回声,透声良好(欠佳),深径____cm,腹壁厚度____cm。

2. 患者取仰卧位(左侧卧位、右侧卧位)。超声引导下选择最佳穿刺点,常规消毒、铺巾。采用3～5MHz探头,配备相应穿刺架。选用16G(18G)PTC针(套管针)、引流管。

3. 局部麻醉 2%利多卡因穿刺点逐层浸润麻醉。

4. 在实时超声监视下,嘱患者屏住呼吸,沿穿刺引导线将穿刺针刺入腹腔后,患者恢复平静呼吸。

5. 拔出针芯,置入导丝,撤除穿刺针,沿导丝置入引流管后,拔出导丝,固定引流管,开始抽液。留标本送检。抽液完毕撤除穿刺针,敷盖无菌纱布并固定。

6. 术中、术后患者生命体征平稳,无不适,返回病房。

【心包腔穿刺置管引流】

1. 常规超声　心包腔内可见无回声,透声良好(欠佳),舒张期心尖部积液宽____cm,左心室侧壁处积液宽____cm。

2. 患者取坐(仰卧)位。超声引导下选择最佳穿刺点,常规消毒、铺巾。采用 3～5MHz 探头,配备相应穿刺架。选用 16G(18G)PTC 针(套管针)、引流管。

3. 局部麻醉　2% 利多卡因穿刺点逐层浸润麻醉。

4. 在实时超声监视下,嘱患者屏住呼吸,沿穿刺引导线将穿刺针刺入心包腔后,患者可平静呼吸。

5. 拔出针芯,置入导丝,撤除穿刺针,沿导丝置入引流管,固定引流管,敷盖无菌纱布并固定。

6. 术中、术后患者生命体征平稳,无不适,返回病房。

【肝囊肿穿刺硬化治疗】

1. 常规超声　肝脏右(左)叶内探及无回声,大小为____cm×____cm,边界清晰,包膜光滑完整,内部透声良好,无间隔(少许间隔),后方回声增强。

2. 患者取仰卧位(左侧卧位)。超声引导下选择最佳穿刺点,常规消毒、铺巾。采用 3～5MHz 探头,配备相应穿刺架。选用 18G(16G)PTC 针。

3. 局部麻醉　2% 利多卡因穿刺点逐层浸润麻醉。

4. 在实时超声监视下,嘱患者屏住呼吸,沿穿刺引导线将穿刺针刺入无回声囊内,患者可平静呼吸。

5. 拔出针芯,开始抽液。抽出淡黄色清亮液体约____ml,注入____ml 95% 无水乙醇,____分钟后抽出。抽出液体略混浊,再次注入____ml 95% 无水乙醇,保留在囊内3～5 分钟,全部抽出,反复____次,至抽出液体呈清亮。退针,局部加压片刻,无菌敷料包扎。

6. 术中、术后患者生命体征平稳,无不适,返回病房。

【胰腺囊肿、脓肿、胰周积液穿刺治疗】

1. 二维超声 胰头(体、尾)探及无回声,大小为＿＿
cm×＿＿cm,边界(不)清晰,包膜光滑完整,内部透声良
好(欠佳),后方回声增强。

2. 患者取仰卧位(左侧卧位)。超声引导下选择最佳
穿刺点,常规消毒、铺巾。采用 3～5MHz 探头,配备相应
穿刺架。选用 16G(18G)PTC 针。

3. 局部麻醉 2% 利多卡因穿刺点逐层浸润麻醉。

4. 在实时超声监视下,嘱患者屏住呼吸,沿穿刺引导
线将穿刺针刺入无回声内,患者可平静呼吸。

5. 拔出针芯,开始抽液。抽出＿＿色液体约＿＿ml,
送检。退针,局部加压片刻,敷料包扎。

6. 术中、术后患者生命体征平稳,无不适,返回病房。

【肾脏囊肿穿刺硬化治疗】

1. 二维超声 右(左)肾上(中、下)极探及无回声,大
小为＿＿cm×＿＿cm,边界清晰,包膜光滑完整,内部透声
良好,后方回声增强。

2. 在确保囊肿与肾盂不相通的情况下,患者取仰卧位
(左侧卧位、右侧卧位)。超声引导下选择最佳穿刺点,常规
消毒、铺巾。采用 3～5MHz 探头,配备相应穿刺架。选用
16G(18G)PTC 针。

3. 局部麻醉 2% 利多卡因穿刺点逐层浸润麻醉。

4. 在实时超声监视下,嘱患者屏住呼吸,沿穿刺引导
线将穿刺针刺入无回声内,患者可平静呼吸。

5. 拔出针芯,开始抽液。抽出淡黄色清亮液体约____
ml。注入____ml 95% 无水乙醇,____分钟后抽出。抽出
液体略混浊,再次注入____ml 95% 无水乙醇,保留在囊内
3～5 分钟,全部抽出,反复____次,至抽出液体呈清亮。退
针,局部加压片刻,无菌敷料包扎。

6. 术中、术后患者生命体征平稳,无不适,返回病房。

【肾脓肿穿刺治疗】

1. 二维超声　左(右)肾上极(中、下极)探及不均质
回声区,大小为____cm×____cm,边界模糊不清,内部回
声不均匀,有球体感,囊性部分透声良好(欠佳),后方回声
增强。

2. 患者取仰卧位(左侧卧位、右侧卧位)。超声引导下
选择最佳穿刺点,常规消毒、铺巾。采用 3～5MHz 探头,
配备相应穿刺架。选用 16G(18G)PTC 针。

3. 局部麻醉　2% 利多卡因穿刺点逐层浸润麻醉。

4. 在实时超声监视下,嘱患者屏住呼吸,沿穿刺引导
线,将穿刺针刺入无回声内,患者可平静呼吸。

5. 拔出针芯,开始抽液。抽出____色液体约____ml,
送检。退针,局部加压片刻,无菌敷料包扎。

6. 术中、术后患者生命体征平稳,无不适,返回病房。

【腹部或肝脏脓肿抽吸置管治疗】

1. 二维超声　左(右)侧腹腔或肝脏探及无回声区或
低回声区,范围____cm×____cm,边界模糊,包膜(不)光
滑完整,内部透声良好(欠佳)。

2. 患者取仰卧位(左侧卧位、右侧卧位)。超声引导下
选择最佳穿刺点,常规消毒、铺巾。采用 3～5MHz 探头,配

备相应穿刺架。选用 16G(18G)PTC 针、7F(8F)套管针。

3．局部麻醉 2%利多卡因穿刺点逐层浸润麻醉。

4．在实时超声监视下，嘱患者屏住呼吸，沿穿刺引导线将穿刺针刺入无回声内，患者可平静呼吸。

5．拔出针芯，送入导丝，拔出 PTC 针外套，将扩皮针沿导丝扩皮至脓肿区，拔出扩皮针，换用 7～8F 引流管到达脓肿腔内，拔出导丝，固定引流管，敷盖无菌纱布并固定，连接负压引流袋。

6．留标本送常规(细菌、厌氧菌)培养。

7．若脓液黏稠不易抽吸，可用甲硝唑生理盐水反复冲洗。留置引流管或退针，敷料包扎。避免局部加压。

8．术中、术后患者生命体征平稳，无不适，返回病房。

【脾脓肿穿刺治疗】

1．二维超声 脾(上、中、下极)探及无回声团，大小为____cm×____cm，边界(不)清晰，内部透声良好(欠佳)，后方回声增强。

2．患者取仰卧位(右侧卧位)。超声引导下选择最佳穿刺点，常规消毒、铺巾。采用 3～5MHz 探头，配备相应穿刺架。选用 16G(18G)PTC 针。

3．局部麻醉 2%利多卡因穿刺点逐层浸润麻醉。

4．在实时超声监视下，嘱患者屏住呼吸，沿穿刺引导线将穿刺针刺入无回声内，患者可平静呼吸。

5．拔出针芯，开始抽液。抽出____色液体约____ml，送检。退针，局部加压片刻，敷料包扎。

6．术中、术后患者生命体征平稳，无不适，返回病房。

【经腹卵巢囊肿穿刺治疗】

1. 二维超声 盆腔偏右(左)探及无回声,边界清晰,包膜光滑完整,内部透声良好,后方回声增强。

2. 患者取仰卧位(左侧卧位、右侧卧位)。超声引导下选择最佳穿刺点,常规消毒、铺巾。采用 3~5MHz 探头,配备相应穿刺架。选用 16G(18G)PTC 针。

3. 局部麻醉 2% 利多卡因穿刺点逐层麻醉。

4. 在实时超声监视下,嘱患者屏住呼吸,沿穿刺引导线将穿刺针刺入无回声内,患者可平静呼吸。

5. 拔出针芯,开始抽液。抽出____色液体约____ml,注入____ml 95% 无水乙醇,体积约为抽出囊液量的 30%~50%,保留____分钟后抽出,反复冲洗治疗。退针,局部加压片刻,敷料包扎。

6. 术中、术后患者生命体征平稳,无不适,返回病房。

【经阴道卵巢囊肿穿刺治疗】

1. 经阴道超声 盆腔偏右(左)探及无回声,边界清晰,包膜光滑完整,内部透声良好(欠佳),后方回声增强。

2. 患者取膀胱截石位。常规消毒外阴、阴道,铺巾。采用 5~9MHz 探头,配备相应穿刺架。选用 16G(18G)PTC 针。

3. 在实时超声监视下,嘱患者屏住呼吸,沿穿刺引导线将穿刺针刺入无回声内,患者可平静呼吸。

4. 拔出针芯,开始抽液。抽出____色液体约____ml。注入____ml 95% 无水乙醇,体积约为抽出囊液量的 30%~50%,保留____分钟后抽出,反复冲洗治疗。退针,阴道填入纱布局部加压。

5. 术中、术后患者生命体征平稳,无不适,返回病房。

【髂血管旁淋巴囊肿穿刺治疗】

1. 二维超声 右(左)髂血管旁探及无回声,边界清晰,包膜光滑完整,内部透声良好,后方回声增强。

2. 患者取仰卧位。超声引导下选择最佳穿刺点,常规消毒、铺巾。采用3~5MHz探头,配备相应穿刺架。选用16G(18G)PTC针。

3. 局部麻醉 2%利多卡因穿刺点逐层麻醉。

4. 在实时超声监视下,嘱患者屏住呼吸,沿穿刺引导线将穿刺针刺入无回声内,患者可平静呼吸。

5. 拔出针芯,开始抽液。抽出淡黄色清亮液体约____ml(依具体情况注入____ml抗肿瘤药物或抗生素),退针,局部加压片刻,敷料包扎。

6. 术中、术后患者生命体征平稳,无不适,返回病房。

【乳腺脓肿穿刺治疗】

1. 二维超声 左(右)乳(外上、外下、内下、内上)象限探及无回声,大小为____cm×____cm,边界不清晰,内部透声欠佳,后方回声增强。

2. 患者取仰卧位(左侧卧位、右侧卧位)。超声引导下选择最佳穿刺点,常规消毒、铺巾。采用3~5MHz探头,配备相应穿刺架。选用16G(18G)PTC针。

3. 局部麻醉 2%利多卡因穿刺点逐层麻醉。

4. 在实时超声监视下,嘱患者屏住呼吸,沿穿刺引导线,将穿刺针刺入无回声内,患者可平静呼吸。

5. 拔出针芯,开始抽液。抽出____色液体约____ml,送检。退针,局部加压片刻,敷料包扎。

6. 术中、术后患者生命体征平稳,无不适,返回病房。

第二节 肝癌射频消融治疗及疗效评价

【肝癌射频消融】

1. 二维超声 肝右(左)叶扫及低回声实性团块,大小为____cm×____cm,边界清晰(模糊),内部回声(不)均匀,形态(不)规则。CDFI:内部及周边血流(不)丰富。

2. 待患者麻醉后,取仰卧位(左侧卧位),超声引导下选择最佳穿刺点,常规消毒,铺巾。

3. 超声造影引导下穿刺行 RFA 治疗,以裸露端____cm的冷循环射频电极穿刺,见针尖位于病灶底部,开机治疗,治疗过程可见病灶逐渐呈高回声,高回声区覆盖整个病灶。治疗后病灶呈高回声,边界欠清。

4. 术中患者生命体征平稳,无不适,拔针。测量血压、脉搏。超声扫查肝脏周围及腹腔内无积液。返回病房。

【肝癌射频消融治疗及疗效评价(治疗完全)】

1. 二维超声 肝右(左)叶探及低回声实性团块,大小为____cm×____cm,边界清晰(模糊),内部回声(不)均匀,形态(不)规则。CDFI:内部及周边血流(不)丰富。

2. 超声造影检查 动脉期肿块呈高增强,大小为____cm×____cm。小病灶多为均匀增强,较大病灶多为不均匀增强,中心可见液化坏死灶,范围____cm×____cm。门静脉期及延迟期,病灶增强消退为低增强。超声造影过程表现为"快进快退"的影像学特点。

3. 超声造影引导下穿刺行 RFA 治疗,以裸露端____cm 的冷循环射频电极穿刺,见针尖位于病灶底部,开机治疗,治疗过程可见病灶逐渐呈高回声,高回声区覆盖整个病灶。治疗后病灶呈高回声,边界欠清。

4. 超声造影检查　动脉期至延迟期病灶内未见增强,呈灌注缺失及无增强区完全覆盖病灶,范围____cm×____cm。

【肝癌射频消融治疗及疗效评价(治疗不完全)】

1. 二维超声　肝右(左)叶探及低回声实性团块,大小为____cm×____cm,边界模糊,内部回声(不)均匀,形态(不)规则,内部及周边血流(不)丰富。

2. 超声造影检查　动脉期肿块呈高增强,大小为____cm×____cm。小病灶多为均匀增强,较大病灶多为不均匀增强,中心可见液化坏死灶,范围____cm×____cm。门静脉期及延迟期,病灶增强消退为低增强。超声造影过程表现为"快进快退"的影像学特点。

3. 超声造影引导下穿刺行 RFA 治疗,以裸露端____cm 的冷循环射频电极穿刺,见针尖位于病灶底部,开机治疗,治疗过程可见病灶逐渐呈高回声,高回声区覆盖整个病灶。治疗后病灶呈高回声,边界欠清。

4. 超声造影检查　病灶边缘动脉期可见不均匀高增强,门脉期病灶呈稍低增强,延迟期呈低增强,提示病灶残存活性。动脉期病灶前半部可见不均匀高增强,门脉期可见病灶部分呈无增强灌注缺失,部分呈高增强,延迟期无增强面积增大,提示病灶原高增强部分有消退,病灶治疗不完全。遂在超声造影引导下再次追加 RFA 治疗。

第三节　经腹、经胸、腔内及浅表器官超声引导下穿刺活检

【经腹超声引导肝脏穿刺活检】

1. 二维超声　肝脏右叶(左叶)探及低回声实性团块，大小____cm×____cm，边界清晰(不清晰)，内部回声均匀(不均匀)。CDFI：内部及周边血流信号丰富(不丰富)。

2. 患者取仰卧位(左侧卧位、右侧卧位、俯卧位)。超声引导下选取最佳穿刺点，常规消毒，铺巾。采用 3～5MHz 探头，配备相应穿刺架。选用 18G 自动活检枪。

3. 局部麻醉　2% 利多卡因对腹膜逐层浸润麻醉。

4. 在实时超声监视下，嘱患者屏住呼吸，沿穿刺引导线进针至肿块边缘，立即启动活检。患者可以恢复呼吸。如此重复取材____次。

5. 标本置于 10% 福尔马林溶液中固定，送病理检查。

6. 无菌敷料覆盖穿刺点，加压 3～5 分钟。术中、术后患者生命体征平稳，无不适。

【经腹超声引导胰腺穿刺活检】

1. 二维超声　胰头(体、尾)扫及低回声实性团块，大小____cm×____cm，边界清晰(不清晰)，内部回声均匀(不均匀)。CDFI：内部及周边血流信号丰富(不丰富)。

2. 患者取仰卧位(左侧卧位、右侧卧位)。超声引导下选择最安全穿刺路径，常规消毒，铺巾。

3. 局部麻醉　2% 利多卡因对腹膜逐层浸润麻醉。

4. 选用 18G 或 20G 穿刺活检针，在实时超声监视下，

嘱患者屏住呼吸,沿穿刺引导线进针至肿块边缘,启动活检。如此重复取材____次。

5. 标本置于 10% 福尔马林溶液中固定,送病理检查。

6. 无菌敷料覆盖穿刺点,加压 3～5 分钟。术中、术后患者生命体征平稳,观察____分钟,患者无不适。

【超声引导肾脏穿刺活检】

1. 二维超声　左(右)肾上(中、下)极探及低回声实性团块,大小____cm×____cm,边界清晰(不清晰),内部回声均匀(不均匀)。CDFI:内部及周边血流信号丰富(不丰富)。

2. 患者取仰卧位(左侧卧位、右侧卧位、俯卧位)。超声引导选择最佳穿刺点,常规消毒,铺巾。采用 3～5MHz探头,配备相应穿刺架。选用 18G 自动活检枪。

3. 局部麻醉　2% 利多卡因对腹壁逐层浸润麻醉。

4. 在实时超声监视下,嘱患者屏住呼吸,沿穿刺引导线,进针至肿块边缘,立即启动活检。患者可以恢复呼吸。如此重复取材____次。

5. 标本置于 10% 福尔马林溶液中固定,送病理检查。

6. 无菌敷料覆盖穿刺点,加压 3～5 分钟。术中、术后患者生命体征平稳,无不适,返回病房。

【经腹超声引导胃肠道或腹腔肿物穿刺活检】

1. 二维超声　左下腹(左上腹、右下腹、右上腹)探及不均质(实性)低回声团块,大小____cm×____cm,边界清晰(不清晰),内部回声均匀(不均匀)。CDFI:内部及周边血流信号丰富(不丰富)。

2. 患者取仰卧位(左侧卧位、右侧卧位)。超声引导下选择最佳穿刺点,常规消毒,铺巾。采用 3～5MHz 探头,配备相应穿刺架。选用 18G 自动活检枪。

3．局部麻醉　2% 利多卡因对腹壁逐层浸润麻醉。

4．在实时超声监视下，嘱患者屏住呼吸，沿穿刺引导线进针至肿块边缘，立即启动活检。患者可以恢复呼吸。如此重复取材____次。

5．标本置于 10% 福尔马林溶液中固定，送病理检查。

6．无菌敷料覆盖穿刺点，加压 3～5 分钟。术中、术后患者生命体征平稳，无不适，返回病房。

【经腹超声引导盆腔肿物穿刺活检】

1．二维超声　盆腔偏左（右）探及不均质（实性）低回声团块，大小____cm×____cm，边界清晰（不清晰），内部回声均匀（不均匀）。CDFI：内部及周边血流信号丰富（不丰富）。

2．患者取仰卧位（左侧卧位、右侧卧位）。超声引导下选择最佳穿刺点，常规消毒，铺巾。采用 3～5MHz 探头，配备相应穿刺架。选用 18G 自动活检枪。

3．局部麻醉　2% 利多卡因对腹壁逐层浸润麻醉。

4．在实时超声监视下，嘱患者屏住呼吸，沿穿刺引导线进针至肿块边缘，立即启动活检。患者可以恢复呼吸。如此重复取材____次。

5．标本置于 10% 福尔马林溶液中固定，送病理检查。

6．无菌敷料覆盖穿刺点，加压 3～5 分钟。术中、术后患者生命体征平稳，无不适，返回病房。

【超声引导肺及胸膜穿刺活检】

1．二维超声　左（右）肺探及不均质（实性）低回声团块，大小____cm×____cm，边界清晰（不清晰），内部回声均匀（不均匀）。CDFI：内部及周边血流信号丰富（不丰富）。

2．患者取仰卧位（左侧卧位、右侧卧位、俯卧位）。超声引导下选择最佳穿刺点，常规消毒，铺巾。采用 3～5MHz 探头，配备相应穿刺架。选用 18G 自动活检枪。

3．局部麻醉　2% 利多卡因对胸壁逐层浸润麻醉。

4．在实时超声监视下，嘱患者屏住呼吸，沿穿刺引导线进针至肿块边缘，立即启动活检。患者可以恢复呼吸。如此重复取材____次。

5．标本置于 10% 福尔马林溶液中固定，送病理检查。

6．无菌敷料覆盖穿刺点，加压 3～5 分钟。术中、术后患者生命体征平稳，无不适，返回病房。

【超声引导乳腺穿刺活检】

1．二维超声　左（右）乳（外上、外下、内下、内上）象限探及低回声实性团块，大小____cm×____cm，边界清晰（不清晰），内部回声均匀（不均匀）。CDFI：内部及周边血流信号丰富（不丰富）。

2．患者取仰卧位（左侧卧位、右侧卧位）。超声引导下选择最佳穿刺点，常规消毒，铺巾。采用 5～12MHz 探头，配备相应穿刺架。选用 14G（16G）自动活检枪。

3．局部麻醉　2% 利多卡因对皮肤逐层浸润麻醉。

4．在实时超声监视下，嘱患者屏住呼吸，沿穿刺引导线进针至肿块边缘，立即启动活检。患者可以恢复呼吸。如此重复取材____次。

5．标本置于（10% 福尔马林溶液）中固定，送病理检查。

6．无菌敷料覆盖穿刺点，加压 3～5 分钟。术中、术后患者生命体征平稳，无不适，返回病房。

【超声引导胸壁（腹壁）穿刺活检】

1. 二维超声 左（右）胸壁（腹壁）皮下软组织内探及低回声实性团块，大小＿＿cm×＿＿cm，边界清晰（不清晰），内部回声均匀（不均匀）。CDFI：内部及周边血流信号丰富（不丰富）。

2. 患者取仰卧位（左侧卧位、右侧卧位、俯卧位）。超声引导下选择最佳穿刺点，常规消毒，铺巾。采用 5～12MHz 探头，配备相应穿刺架。选用 16G 自动活检枪。

3. 局部麻醉 2% 利多卡因对皮肤逐层浸润麻醉。

4. 在实时超声监视下，嘱患者屏住呼吸，沿穿刺引导线进针至肿块边缘，立即启动活检。患者可以恢复呼吸。如此重复取材＿＿次。

5. 标本置于 10% 福尔马林溶液中固定，送病理检查。

6. 无菌敷料覆盖穿刺点，加压 3～5 分钟。术中、术后患者生命体征平稳，无不适，返回病房。

【超声引导甲状腺穿刺活检】

1. 二维超声 甲状腺左（右）侧叶上（中、下）极探及低回声实性团块，大小＿＿cm×＿＿cm，边界清晰（不清晰），内部回声均匀（不均匀）。CDFI：内部及周边血流信号丰富（不丰富）。

2. 患者取仰卧位。超声引导下选择最佳穿刺点，常规消毒，铺巾。采用 5～12MHz 探头，配备相应穿刺架。选用 18G（16G）自动活检枪。

3. 局部麻醉 2% 利多卡因对皮肤逐层浸润麻醉。

4. 在实时超声监视下，嘱患者屏住呼吸，沿穿刺引导线进针至肿块边缘,立即启动活检。患者可以恢复呼吸。如此重复取材____次。

5. 标本置于 10% 福尔马林溶液中固定,送病理检查。

6. 穿刺点局部加压至少 10 分钟,敷料包扎。术中、术后患者生命体征平稳。

【超声引导淋巴结穿刺活检】

1. 二维超声 左(右)颈部、左(右)锁上、左(右)腋下探及低回声实性团块,大小____cm×____cm,边界清晰(不清晰),内部回声均匀(不均匀)。CDFI:内部及周边血流信号丰富(不丰富)。

2. 患者取仰卧位(左侧卧位、右侧卧位)。超声引导下选择最佳穿刺点,常规消毒,铺巾。采用 5～12MHz 探头,配备相应穿刺架。选用 16G 自动活检枪。

3. 局部麻醉 2% 利多卡因对皮肤逐层浸润麻醉。

4. 在实时超声监视下,嘱患者屏住呼吸,沿穿刺引导线进针至肿块边缘,立即启动活检。患者可以恢复呼吸。如此重复取材为____次。

5. 标本置于 10% 福尔马林溶液中固定,送病理检查。

6. 无菌敷料覆盖穿刺点,加压 3～5 分钟。术中、术后患者生命体征平稳,无不适,返回病房。

【经直肠超声引导前列腺穿刺活检】

1. 经直肠超声检查 前列腺大小为____cm×____cm×____cm,左叶(右叶)探及不均质(实性)低回声团块,大小____cm×____cm,边界清晰(不清晰),内部回声均匀(不均匀)。CDFI:显示内部及周边血流信号丰富(不丰富)。

2．患者需先进行清洁洗肠,取左侧胸膝位。对肛门区进行皮肤常规消毒,铺巾。采用 5～9MHz 直肠探头,配备相应穿刺架。选用 18G 自动活检枪。

3．局部麻醉　2% 利多卡因对直肠壁逐层浸润麻醉。

4．在实时超声监视下,嘱患者屏住呼吸,沿穿刺引导线,进针到前列腺穿刺区域,立即启动活检。患者可以恢复呼吸。一般按 8 点法进行前列腺穿刺。

5．标本置于 10% 福尔马林溶液中固定,送病理检查。

6．直肠填纱进入局部加压。术中、术后患者生命体征平稳,无不适,返回病房。

【经阴道超声引导盆腔肿物穿刺活检】

1．经阴道超声检查　盆腔偏左(右)探及不均质(实性)低回声团块,大小＿＿＿cm×＿＿＿cm,边界清晰(不清晰),内部回声均匀(不均匀)。CDFI:内部及周边血流信号丰富(不丰富)。

2．患者选取截石位。对外阴区进行皮肤常规消毒,铺巾。采用 5～9MHz 阴式探头,配备相应穿刺架。选用 18G 自动活检枪。

3．局部麻醉　2% 利多卡因对阴道壁逐层浸润麻醉。

4．在实时超声监视下,嘱患者屏住呼吸,沿穿刺引导线进针至肿块边缘,立即启动活检。患者可以恢复呼吸。如此重复取材＿＿＿次。

5．标本置于 10% 福尔马林溶液中固定,送病理检查。

6．阴道填入纱布局部加压。术中、术后患者生命体征平稳,无不适,返回病房。

第四节 超声造影报告

一、肝、脾、肾、前列腺超声造影报告

【原发性肝细胞癌超声造影】

1. 常规超声所见

二维超声: 肝右(左)叶探及低(高、混合)回声实性团块, 大小为____cm×____cm, 边界(不)清晰, 内部回声(不)均匀, 形态(不)规则。

CDFI: 团块内部及周边血流(不)丰富。

2. 超声造影检查

(1) 选择病灶最佳切面, 进入实时造影成像条件。从肘静脉以快速团注法注入 2.4ml SonoVue 悬液, 继之以 5ml 生理盐水冲管。启动计时器, 实时观察病灶造影剂增强方式及回声强度变化。

(2) 图像分析: 病灶于动脉期呈快速(缓慢)高增强, 大小为____cm×____cm。小病灶多为均匀高增强, 较大病灶多为不均匀增强, 中心可见液化坏死灶, 范围____cm×____cm。门静脉期及延迟期, 病灶呈低(等)增强。超声造影过程表现为"快进快退(快进等退)"的影像学特点。

超声提示: 肝脏实性占位。

超声造影提示: 富(多)血供病灶, 考虑原发性肝细胞癌

【肝脏转移瘤超声造影】

1. 常规超声检查

二维超声: 肝内探及单(多)个低回声或略高回声实性

团块,较大者位于左(右)叶,大小为____cm×____cm,边界(不)清晰,内部回声(不)均匀,形态(不)规则。CDFI:团块内部及周边血流(不)丰富。

2.超声造影检查

(1)选择病灶最佳切面,进入实时造影成像条件。从肘静脉以快速团注法注入 2.4ml SonoVue 悬液,继之以 5ml 生理盐水冲管。启动计时器,实时观察病灶造影剂增强方式及回声强度变化。

(2)图像分析:病灶于动脉期呈均匀高增强(周边环状高增强,内部无增强区,呈"面包圈征")(无增强)。门静脉期及延迟期,病灶呈低增强(无增强而呈现灌注缺失)。

超声提示: 肝(多发)实性占位。

超声造影提示: 多(少或乏)血供病灶,考虑肝脏转移瘤。

【肝脏血管瘤超声造影】

1.常规超声检查

二维超声:肝右(左)叶探及略高(低、混合)回声实性团块,大小为____cm×____cm,边界清晰,内部回声(不)均匀,形态(不)规则。CDFI:团块内部及周边未见血流信号(少量血流信号)。

2.超声造影检查

(1)选择病灶最佳切面,进入实时造影成像条件。从肘静脉以快速团注法注入 2.4ml SonoVue 悬液,继之以 5ml 生理盐水冲管。启动计时器,实时观察病灶造影剂增强方式及回声强度变化。

(2)图像分析:病灶于动脉期肿块呈周边结节状高增强,中央无增强。门静脉期病灶增强范围向心性扩大,延迟期病灶呈均匀高增强。超声造影过程表现为"由周边向中心逐渐增强"的影像学特点。

超声提示：肝脏实性占位。

超声造影提示：富血供病灶，考虑肝脏血管瘤。

【局灶性结节样增生(FNH)超声造影】

1. 常规超声检查

二维超声：肝右（左）叶探及低（中等）回声实性团块，大小为＿＿cm×＿＿cm，边界清晰，形态（不）规则，内部回声（不）均匀，中心可见轮辐状条索状强回声。CDFI：团块内部可见"轮辐状"血流信号。

2. 超声造影检查

(1) 选择病灶最佳切面，进入实时造影成像条件。从肘静脉以快速团注法注入2.4ml SonoVue悬液，继之以5ml生理盐水冲管。启动计时器，实时观察病灶造影剂增强方式及回声强度变化。

(2) 图像分析：病灶于动脉相早期自中心向周围呈"轮辐状"增强，动脉相晚期均匀增强，门静脉期和延迟期病灶呈高（等）增强（延迟期内部出现星芒状或短线状低增强区）。超声造影过程表现为"快进慢（等）退"的影像学特点。

超声提示：肝脏实性占位。

超声造影提示：多血供病灶，考虑良性结节FNH。

【肝硬化再生结节超声造影报告】

1. 常规超声检查

二维超声：肝右（左）叶探及高（低）回声实性团块，大小为＿＿cm×＿＿cm，边界（不）清晰，内部回声（不）均匀，形态（不）规则。CDFI：团块内部及周边血流（不）丰富。

2. 超声造影检查

（1）选择病灶最佳切面，进入实时造影成像条件。从肘静脉以快速团注法注入 2.4ml SonoVue 悬液，继之以 5ml 生理盐水冲管。启动计时器，实时观察病灶造影剂增强方式及回声强度变化。

（2）图像分析：病灶于肝动脉期与周围正常肝组织同步开始增强，门静脉和延迟相均与正常肝组织一致增强、消退，三个时相均表现为均匀等增强。

超声提示：肝脏实性占位。

超声造影提示：与肝脏等增强病灶，考虑肝硬化再生结节。

【局灶性脂肪变超声造影报告】

1. 常规超声检查

二维超声：肝右（左）叶探及片状低 / 高回声，大小为____cm×____cm，边界（欠）清晰，内部回声（不）均匀，形态（不）规则。CDFI：内部及周边血流（不）丰富。

2. 超声造影检查

（1）选择病灶最佳切面，进入实时造影成像条件。从肘静脉以快速团注法注入 2.4ml SonoVue 悬液，继之以 5ml 生理盐水冲管。启动计时器，实时观察病灶造影剂增强方式及回声强度变化。

（2）图像分析：病灶与周围正常肝组织同步开始增强，同步退出，三个时相均表现为均匀等增强。

超声提示：肝脏实性占位。

超声造影提示：等血供病变，考虑局灶性脂肪变。

【肝腺瘤超声造影报告】

1. 常规超声检查

二维超声：肝右（左）叶探及高（低）回声实性团块，大小为＿＿＿cm×＿＿＿cm，边界清晰，形态（不）规则，内部回声（不）均匀，（是／否）可见散在略强的斑点状回声。CDFI：团块内部及周边血流（不）丰富。

2. 超声造影检查

（1）选择病灶最佳切面，进入实时造影成像条件。从肘静脉以快速团注法注入 2.4ml SonoVue 悬液，继之以 5ml 生理盐水冲管。启动计时器，实时观察病灶造影剂增强方式及回声强度变化。

（2）图像分析：病灶于动脉期呈向心性快速高增强，门脉期和延迟期低（等）增强（较大病灶内部三期均可见不规则的不增强区）。

超声提示：肝脏实性占位。

超声造影提示：富血供病灶，结合病史，考虑肝腺瘤。

【肝脓肿超声造影报告】

1. 常规超声检查

二维超声：肝右（左）叶探及不均质回声区（不均质液性暗区），大小为＿＿＿cm×＿＿＿cm，边界（不）清晰，内部回声（不）均匀，形态（不）规则。CDFI：内部及周边血流（不）丰富。

2. 超声造影检查

（1）选择病灶最佳切面，进入实时造影成像条件。从肘静脉以快速团注法注入 2.4ml SonoVue 悬液，继之以 5ml 生理盐水冲管。启动计时器，实时观察病灶造影剂增强方式及回声强度变化。

（2）图像分析：动脉期病灶周围呈花边样增强，内部分隔增强，内部夹杂不规则低（无）增强，门脉期和延迟期为缓慢低（等）增强。

超声诊断：肝脏实性占位。

超声提示：少血管病灶（考虑肝脓肿）。

【脾外伤超声造影报告】

1.常规超声检查

二维超声：脾包膜连续性中断，（上极、下极）局部呈低回声或无回声区，脾包膜中断处脾实质回声不均匀。腹腔内或脾周围可见无回声区。

2.超声造影检查

（1）选择病灶最佳切面，进入实时造影成像条件。从肘静脉以快速团注法注入2.4ml SonoVue混悬液，继之以5ml生理盐水冲管。启动计时器，实时观察脾实质增强异常区。

（2）图像分析：脾实质（上极、下极）早期见明显不均匀增强区，范围约＿＿cm×＿＿cm，脾中部见＿＿cm带状无增强区。增强晚期见脾上极不规则无增强区，范围约＿＿cm×＿＿cm。盆腔液性暗区内未见造影剂充填。

超声提示：脾破裂（Ⅰ/Ⅱ/Ⅲ级）。

【肾癌超声造影报告】

1.常规超声检查

二维超声：肾脏轮廓不规整，局限性隆起，肾内可见圆形或椭圆形混合回声区，边界（不）清晰，内部回声不均匀，可见液化坏死灶及强回声斑。CDFI：肿块内部及周边可见较丰富的血流信号。

2. 超声造影检查

（1）选择病灶最佳切面，进入实时造影成像条件。从肘静脉以快速团注法注入 1.0～1.2ml SonoVue 混悬液，继之以 5ml 生理盐水冲管。启动计时器，实时观察病灶造影剂增强方式及病灶回声强度变化。

（2）图像分析：皮质期开始增强时间____秒，病灶开始增强时间____秒，边界清晰。皮质期病灶呈均匀或不均高（等）增强，至髓质期消退为低/等增强，延迟期为低/等增强（动脉期快速高增强，消退缓慢）。

超声提示：肾脏占位性病变（超声造影提示：肾癌可能）。

【前列腺增生结节超声造影报告】

1. 常规超声检查

二维超声：前列腺明显增大，形态饱满，大小为____cm×____cm，其内可见低回声结节，边界清晰，内部回声（不）均匀，形态（不）规则。CDFI：结节内部及周边血流（不）丰富。

2. 超声造影检查

（1）选择病灶最佳切面，进入实时造影成像条件。从肘静脉以快速团注法注入 2.4ml SonoVue 混悬液，继之以 5ml 生理盐水冲管。启动计时器，实时观察病灶造影剂增强方式及病灶回声强度变化。

（2）图像分析：前列腺组织和结节同步开始增强，均为____秒，三个时相均表现为均匀等增强，慢进慢退。

超声提示：前列腺结节占位（考虑增生结节）。

【前列腺癌超声造影报告】

1. 常规超声检查

前列腺内探及低回声实性团块，大小为____cm×____cm，边界模糊,内部回声(不)均匀,形态(不)规则,内部及周边血流(不)丰富。

2. 超声造影检查

(1) 选择病灶最佳切面,进入实时造影成像条件。从肘静脉以快速团注法注入 2.4ml SonoVue 悬液,继之以 5ml 生理盐水冲管。启动计时器,实时观察病灶造影剂增强方式及病灶回声强度变化。

(2) 图像分析:动脉期肿块呈快速高增强,大小为____cm×____cm。小病灶多为均匀增强,较大病灶多为不均匀增强,中心可见液化坏死灶,范围____cm×____cm。门静脉期及延迟期,病灶增强消退为低／等增强。

超声提示:前列腺实性占位(考虑前列腺癌)。

二、子宫、附件、胎盘、肿瘤超声造影报告

【宫内残留超声造影报告】

1. 常规超声检查

二维超声:子宫正常(增大),宫腔内可见强回声带或强回声团,范围____cm×____cm,边界欠清晰,内部回声欠均匀,内部血流信号(不)丰富。

2. 超声造影检查

(1) 选择病灶最佳切面,进入实时造影成像条件。从肘静脉以快速团注法注入 2.4ml 造影剂混悬液,继之以 5ml 生理盐水冲管。启动计时器,实时不间断观察病灶造影剂增强方式及病灶回声强度变化。造影全过程 3~7 分钟。20 分钟后造影剂完全排除后可重复进行。

(2) 图像分析:子宫开始增强时间____秒,病灶开始增

强时间约____秒,动脉期均表现为不均匀高增强,明显强于子宫,其内见部分区域无增强,延迟晚期消退为低增强并较子宫消退晚。

超声提示: 宫腔内异常回声(考虑胎物残留)。

【畸胎瘤超声造影报告】

1. 常规超声检查

二维超声:左(右)侧附件区可见囊实混合回声团块,大小____cm×____cm,形态(欠)规则,边界清晰,包膜完整,内部实性部分回声不均匀,强弱不等,并可见强回声钙化,液性部分透声不佳,可见大量悬浮光点(短线样强回声)。CDFI:团块周边可见少量血流信号。

2. 超声造影检查

(1)造影剂准备:抽取注射用生理盐水5ml注入SonoVue药瓶,立刻用力振荡药瓶至冻干粉末完全分散,制备出微泡混悬液。

(2)造影过程:选择病灶最佳切面,进入实时造影成像条件。从肘静脉以快速团注法注入2.4ml造影剂混悬液,继之以5ml生理盐水冲管。启动计时器,实时不间断观察病灶造影剂增强方式及病灶回声强度变化。造影全过程3~7分钟。20分钟后造影剂完全排除后可重复进行。

(3)图像分析:(良性)子宫开始增强时间____秒,病灶无明显增强,仅于囊壁见少量微气泡回声。(恶性)超声造影:子宫开始增强时间____秒,病灶开始增强时间____秒,内部呈不均匀高增强,增强程度高于子宫肌壁及周边,消退明显晚于子宫。

超声提示: 左(右)侧附件区混合性占位(考虑畸胎瘤,

超声造影提示：良性可能）

【卵巢恶性肿瘤超声造影报告】

1. 常规超声检查

二维超声：左（右）侧附件区可见低回声实性团块，大小＿＿＿cm×＿＿＿cm，外形不规则，轮廓不规则，无完整包膜，内部回声强弱不等，明显不均匀。CDFI：肿块内部及周边可见丰富的血流信号。

2. 超声造影检查

（1）造影剂准备：抽取注射用生理盐水 5ml 注入 SonoVue 药瓶，立刻用力振荡药瓶至冻干粉末完全分散，制备出微泡混悬液。

（2）造影过程：选择病灶最佳切面，进入实时造影成像条件。从肘静脉以快速团注法注入 2.4ml 造影剂混悬液，继之以 5ml 生理盐水冲管。启动计时器，实时不间断观察病灶造影剂增强方式及病灶回声强度变化。造影全过程3～7 分钟。20 分钟后造影剂完全排除后可重复进行。

（3）图像分析：子宫开始增强时间＿＿＿秒，病灶开始增强时间约＿＿＿秒，动脉期均表现为均匀高增强，延迟晚期消退为稍低增强，明显晚于子宫消退。

超声提示：左（右）侧附件区实性占位性病变（超声造影提示：恶性可能）。

【卵巢良性肿瘤超声造影报告】

1. 常规超声检查

二维超声：左（右）侧附件区探及低回声实性团块，大小＿＿＿cm×＿＿＿cm，外形规则，轮廓规则，完整包膜，内部回声较均匀。CDFI：团块周边可见少量血流信号。

2. 超声造影检查

（1）造影剂准备：抽取注射用生理盐水 5ml 注入 SonoVue 药瓶，立刻用力振荡药瓶至冻干粉末完全分散，制备出微泡混悬液。

（2）造影过程：选择病灶最佳切面，进入实时造影成像条件。从肘静脉以快速团注法注入 2.4ml 造影剂混悬液，继之以 5ml 生理盐水冲管。启动计时器，实时不间断观察病灶造影剂增强方式及病灶回声强度变化。造影全过程 3～7 分钟。20 分钟后造影剂完全排除后可重复进行。

（3）图像分析：子宫开始增强时间____秒，病灶开始增强时间约____秒，动脉期均表现为不均匀稍高增强（无明显增强），内见部分区域无增强区，延迟晚期消退为低增强，消退早于子宫。

超声提示：左（右）侧附件区混合性占位（超声造影提示：良性肿瘤可能）。

【胎盘早剥超声造影报告】

1. 常规超声检查

二维超声：胎盘与子宫壁间出现一处或多处局限性无回声区，边界不规则。胎盘厚度明显增加，形态不规则，胎盘失去正常回声。

2. 超声造影检查

（1）造影剂准备：抽取注射用生理盐水 5ml 注入 SonoVue 药瓶，立刻用力振荡药瓶至冻干粉末完全分散，制备出微泡混悬液。

（2）造影过程：选择病灶最佳切面，进入实时造影成像条件。从肘静脉以快速团注法注入 2.4ml 造影剂混悬液，继之以 5ml 生理盐水冲管。启动计时器,实时不间断观察病灶造影剂增强方式及病灶回声强度变化。造影全过程3～7分钟。20分钟后造影剂完全排除后,可重复进行。

（3）图像分析:胎盘开始增强时间＿＿＿秒,胎盘下缘可见不规则形无增强区,范围约＿＿＿cm×＿＿＿cm。

超声提示:胎盘下缘低回声区(超声造影提示:胎盘早剥并积血)。

【胎盘植入超声造影报告】

1. 常规超声检查

二维超声:前位子宫,子宫体积增大,回声稀疏,包膜光滑完整,实质回声均匀,宫腔内见范围约＿＿＿cm×＿＿＿cm 的稍低回声区,内见散在的强回声光点。CDFI:部分见散在点状血流信号,子宫前壁(后壁、宫底)肌层较薄,最薄处约＿＿＿cm。

2. 超声造影检查

（1）造影剂准备:抽取注射用生理盐水 5ml 注入 SonoVue 药瓶,立刻用力振荡药瓶至冻干粉末完全分散,制备出微泡混悬液。

（2）造影过程:选择病灶最佳切面,进入实时造影成像条件。从肘静脉以快速团注法注入 2.4ml 造影剂混悬液,继之以 5ml 生理盐水冲管。启动计时器,实时不间断观察病灶造影剂增强方式及病灶回声强度变化。造影全过程3～7分钟。20分钟后造影剂完全排除后,可重复进行。

（3）图像分析:子宫和病灶同步开始增强,均为＿＿＿秒,动、静脉期均表现为不均匀等增强,大部分区域无增强,增强区多位于后壁(前壁、宫底),最大范围约＿＿＿cm×

____cm。存活胎盘组织约占宫腔内残留胎盘____%。

超声诊断：产后子宫，宫腔内及肌壁间异常回声（胎盘残留、胎盘部分植入）。

【滋养细胞肿瘤超声造影报告】

1. 常规超声检查

二维超声：子宫正常大小或轻度增大，可见子宫内膜回声，肌层可见单个或多个面团状高回声团块，范围约____cm×____cm，边界尚清晰，周边可见不规则晕环。

2. 超声造影检查

（1）造影剂准备：抽取注射用生理盐水 5ml 注入 SonoVue 药瓶，立刻用力振荡药瓶至冻干粉末完全分散，制备出微泡混悬液。

（2）造影过程：选择病灶最佳切面，进入实时造影成像条件。从肘静脉以快速团注法注入 2.4ml 造影剂混悬液，继之以 5ml 生理盐水冲管。启动计时器，实时不间断观察病灶造影剂增强方式及病灶回声强度变化。造影全过程 3～7 分钟。20 分钟后造影剂完全排除后可重复进行。

（3）图像分析：子宫开始增强时间____秒，病灶开始增强时间约____秒，病灶增强明显早于且强于正常子宫肌壁，部分增强区位于子宫肌层间，消退晚于正常子宫肌壁。

超声提示：宫腔内及肌壁间异常回声（超声造影提示：绒癌可能）。

【子宫肌瘤超声造影报告】

1. 常规超声检查

二维超声：子宫体积增大，外形不整，前（后）壁肌壁间（浆膜下）可见一个（多个）低回声实性团块，大小____cm×

____cm，边界（不）清晰，内部回声（不）均匀（漩涡状）。CDFI：团块周边可见环状血流信号。

2. 超声造影检查

（1）选择病灶最佳切面，进入实时造影成像条件。从肘静脉以快速团注法注入 2.4ml SonoVue 混悬液，继之以 5ml 生理盐水冲管。启动计时器，实时观察病灶造影剂增强方式及病灶回声强度变化。

（2）图像分析：子宫开始增强时间____秒，病灶开始增强时间约____秒，增强早期病灶周边呈环形高增强，并网状或反射状进入病灶内部，至峰值时表现为（不）均匀高增强，增强晚期为低增强，周边环形高增强。

超声提示：子宫多发肌瘤。

【子宫腺肌瘤超声造影报告】

1. 常规超声检查

二维超声：子宫饱满，轻度（中度）增大，呈"球形"，子宫壁增厚，以后壁（前壁）为著，肌层回声不均匀，可见散在小无回声区，并可见团块样回声，边界不清晰，可向宫腔内突出，内膜线偏移。CDFI：肿块血流信号不丰富。

2. 超声造影检查

（1）选择病灶最佳切面，进入实时造影成像条件。从肘静脉以快速团注法注入 2.4ml SonoVue 混悬液，继之以 5ml 生理盐水冲管。启动计时器，实时观察病灶造影剂增强方式及病灶回声强度变化。

（2）图像分析：子宫开始增强时间____秒，病灶开始增强时间约____秒，增强早期表现为不均匀高增强，呈乱箭齐发状，延迟晚期均匀消退为低增强。

超声提示: 子宫腺肌瘤。

三、浅表器官超声造影报告

【乳腺癌超声造影报告】

1. 常规超声检查

二维超声: 左(右)乳外上象限可见低回声实性团块, 大小____cm×____cm, 形态不规则, 呈"蟹足样", 无完整包膜, 内部回声不均匀, 可见簇状钙化。CDFI: 团块内部及周边可见丰富的血流信号。

2. 超声造影检查

(1)造影剂准备: 抽取注射用生理盐水 5ml 注入 SonoVue 药瓶, 立刻用力振荡药瓶至冻干粉末完全分散, 制备出微泡混悬液。

(2)造影过程: 选择病灶最佳切面, 进入实时造影成像条件。从肘静脉以快速团注法注入 2.4ml 造影剂混悬液, 继之以 5ml 生理盐水冲管。启动计时器, 实时不间断观察病灶造影剂增强方式及病灶回声强度变化。造影全过程 3~7 分钟。20 分钟后造影剂完全排除后可重复进行。

(3)图像分析: 病灶开始增强时间约____秒, 表现为不均匀高增强, 增强边界不清, 增强的方式(向心性、离心性、弥漫性)。

超声提示: 左(右)乳腺实性占位(考虑癌)。

【乳腺良性肿物超声造影报告】

1. 常规超声检查

二维超声: 左(右)乳外上象限可见低回声实性团块, 大小____cm×____cm, 形态规则, 呈椭圆形, 完整包膜, 内部回声均匀。CDFI：团块周边可见少量血流信号。

2．超声造影检查

（1）造影剂准备：抽取注射用生理盐水 5ml 注入 SonoVue 药瓶，立刻用力振荡药瓶至冻干粉末完全分散，制备出微泡混悬液。

（2）造影过程：选择病灶最佳切面，进入实时造影成像条件。从肘静脉以快速团注法注入 2.4ml 造影剂混悬液，继之以 5ml 生理盐水冲管。启动计时器，实时不间断观察病灶造影剂增强方式及病灶回声强度变化。造影全过程 3～7 分钟。20 分钟后造影剂完全排除后可重复进行。

（3）图像分析：病灶开始增强时间约____秒，表现为均匀等增强，增强边界清，增强的方式（离心性、弥漫性）。

超声提示：左（右）乳腺实性占位（考虑良性）。

【正常淋巴结和反应性淋巴结增生超声造影报告】

1．常规超声检查

二维超声：左（右）颈部可见多个低回声实性团块，大小____cm×____cm，形态规则，呈椭圆形，完整包膜，内部皮髓质分界清晰。CDFI：团块周边可见少量血流信号。

2．超声造影检查

（1）造影剂准备：抽取注射用生理盐水 5ml 注入 SonoVue 药瓶，立刻用力振荡药瓶至冻干粉末完全分散，制备出微泡混悬液。

（2）造影过程：选择病灶最佳切面，进入实时造影成像条件。从肘静脉以快速团注法注入 2.4ml 造影剂混悬液，继之以 5ml 生理盐水冲管。启动计时器，实时不间断观察病灶造影剂增强方式及病灶回声强度变化。造影全过程

3～7分钟。20分钟后造影剂完全排除后，可重复进行。

（3）图像分析：淋巴结门____秒开始增强，____秒皮质的大血管及微血管均匀增强，____秒开始消退，____秒消退完毕。均匀显著增强是良性淋巴结的特点。

超声提示：左（右）颈部淋巴结肿大（考虑良性）。

【淋巴结转移超声造影报告】

1. 常规超声检查

二维超声：左（右）颈部可见多个低回声实性团块，大小____cm×____cm，形态不规则，多呈圆形，大小不等，相互融合，内部皮髓质分界不清晰，淋巴门消失。CDFI：团块内部及周边可见丰富血流信号。

2. 超声造影检查

（1）造影剂准备：抽取注射用生理盐水5ml注入SonoVue药瓶，立刻用力振荡药瓶至冻干粉末完全分散，制备出微泡混悬液。

（2）造影过程：选择病灶最佳切面，进入实时造影成像条件。从肘静脉以快速团注法注入2.4ml造影剂混悬液，继之以5ml生理盐水冲管。启动计时器，实时不间断观察病灶造影剂增强方式及病灶回声强度变化。造影全过程3～7分钟。20分钟后造影剂完全排除后可重复进行。

（3）图像分析：首先出现包膜血管增强而非淋巴门增强，之后淋巴结内出现紊乱、扭曲的肿瘤血管，随后皮质呈不均匀增强。

超声提示：左（右）颈部多发淋巴结肿大（考虑转移）。

参考文献

1. Coleman DJ，Silverman RH，Lizzi FL，et al. Ultrasonography of the Eye and Orbit. Lippincott：Williams & Wilkins，2005.

2. 杨文利，王宁利. 眼超声诊断学. 北京：科学技术文献出版社，2006.

3. Stavros AT，Rapp CL，Parker SH. Breast Ultrasound. Lippincott：Williams & Wilkins，2003.

4. 中国医师协会超声分会. 血管和浅表器官超声检查指南. 北京：人民军医出版社，2011.

5. 王新房. 超声心动图学. 第 4 版. 北京：人民卫生出版社，2009.

6. 田家玮，姜玉新，张运. 临床超声诊断学. 北京：人民卫生出版社，2010.

7. 姜玉新，王志刚. 医学超声影像学. 北京：人民卫生出版社，2010.

8. 田家玮. 心脏瓣膜病超声诊断. 北京：人民卫生出版社，2007.

9. Rumack CM，Wilson SR，Charboneau JW，et al. Diagnostic Ultrasound，2-Volume Set. British Missouri Saint Louis：Mosby，2010.

10. 中国医师协会超声分会. 腹部超声检查指南. 北京：人民军医出版社，2013.

11. 谢红宁. 妇产科超声诊断学. 北京：人民卫生出版社，2005.

12. 李胜利. 胎儿畸形产前超声诊断学. 北京：人民军医出版社，2004.

13. 中国医师协会超声分会. 产前超声和超声造影检查指南. 北京：人民军医出版社，2013.

14. 田家玮，孙立涛. 胎儿畸形产前超声检查技术. 北京：科学技术文献出版社，2011.

15. 周永昌，郭万学. 超声医学. 第 5 版. 北京：科学技术文献出版社，2006.

16. 郭万学. 超声医学. 第 6 版. 北京：人民卫生出版社，2011.

17. 傅先水，张卫光. 肌骨关节系统超声检查规范. 北京：人民军医出版社，2008.

18. 华扬. 颅颈及外周血管超声. 北京：人民军医出版社，2010.

19. 唐杰. 腹部和外周血管彩色多普勒诊断学. 第 3 版. 北京：人民卫生出版社，2007.

20. 中国医师协会超声分会. 介入性超声应用指南. 北京：人民军医出版社，2014.

21. Claudon M，Dietrich CF，Choi BI，et al. Guidelines and good clinical practice recommendations for Contrast Enhanced Ultrasound（CEUS）in the liver-update 2012：A WFUMB-EFSUMB initiative in cooperation with representatives of AFSUMB，AIUM，ASUM，FLAUS and ICUS. Ultrasound Med Biol，2013，39（2）：187-210.

45档